JN088239

AYA 世代がん患者の 生活を支える 37 のヒント

若いがん患者と家族が困ったときに
役立つお守り本

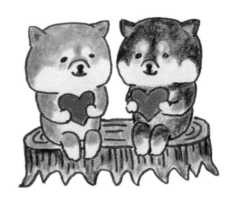

● 監修
一般社団法人 AYA がんの医療と支援のあり方研究会

法 研

はじめに

若さゆえのつらさに寄り添い、
若者の持てる力を信じて応援したい

　AYAとはAdolescent and Young Adult（思春期・若年成人）の略語です。AYA世代の定義は国や文脈によって異なりますが、国のがん対策のうち医療や支援に関する対策が遅れている15〜39歳のことを指します。国内では毎年2万人くらいの方がこの世代に当たり、がんと診断されています。ただひと口に「AYA世代のがん」といっても、人数が少なく、多種多様ながん種からなるために、病気の治療と日常生活を両立させるための情報を得ることもなかなか困難な状況にあります。

　本書は、そんなAYA世代の方々に向けて、がんという病気を正しく理解し、前向きに治療に取り組んでいただけることを願って書かれた本です。

　進学、就職、人生のパートナーとの出会いや、自らの家庭を作っていくといった人生を決める重要な出来事が起こるAYA世代。そんな時期にがんに罹患するということは、受け入れ難く、理不尽に感じてしまうかもしれません。「治療と学業は両立できるの？」「仕事は続けられる？」「治療の影響で将来、子どもを持つことは難しくなってしまうの？」と様々な場面で、不安や困難を感じることでしょう。

　でも、がん医療は急速に進歩を続けており、自分らしく病気と向き合っていくための選択肢は広がってきています。また、医療の進歩だけでなく、学業や仕事と治療の両立を支援してくれる制度や、施設なども整ってきています。病院や学校、職場には相談できる窓口もあります。

2

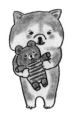

　つらい気持ちになったときは、家族や友人、そして医師や看護師、学校や職場など周囲の人に話を聞いてもらったり、SNSなどを通じて同じような体験をしている仲間から情報を得たりしてもよいでしょう。

　あなたは決してひとりぼっちではありません。

　本書が、AYA世代でがんと診断された皆さんとそのご家族が、希望を持って人生を切り開くための助けになれたらと願っております。

　最後に、本書は「一般社団法人 AYAがんの医療と支援のあり方研究会」通称 "AYA研" の理事のみなさんに監修を協力していただきました。

　AYA研は、医療者、研究者、患者、家族などが協働して活動する研究会で、思春期・若年成人がん領域における医療と支援の向上に寄与することを目的に、学術活動、教育活動、社会啓発及び人材育成等を行っています。

　がんの経験のある方も、そうでない方も、本書を通じて、AYA世代のがんを "自分ごと" として関心を持っていただけたら幸いです。

　　　　　　　　　　　　　　　　　　　　　　　清水千佳子

も　く　じ

第1章　AYA 世代のがんとは

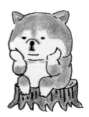

第2章 学校のこと

第3章 仕事のこと

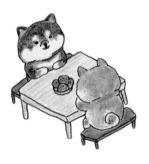

第 **4** 章 性と妊娠のこと

第 **5** 章 周囲の人とのコミュニケーション

第6章 情報との付き合い方

第7章 お金のこと

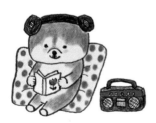

● 監修　　一般社団法人 AYA がんの医療と支援のあり方研究会

［監修者一覧］
● 代表
清水千佳子（しみず　ちかこ）
　　一般社団法人 AYA がんの医療と支援のあり方研究会 理事長
　　国立国際医療研究センター病院　がん総合診療センターセンター長
● 各章監修
［第 1 章］
樋口麻衣子（ひぐち　まいこ）
　　富山大学附属病院 看護部 がん看護専門看護師
［第 2 章］
小澤美和（おざわ　みわ）
　　聖路加国際病院 小児科部長
　　AYA サバイバーシップセンター 副センター長
［第 3・6 章］
橋本久美子（はしもと　くみこ）
　　聖路加国際病院 相談支援センター 相談員　看護師
　　AYA サバイバーシップセンター
［第 4 章］
古井辰郎（ふるい　たつろう）
　　岐阜大学医学部附属病院 教授
　　成育医療センター長
　　ゲノム疾患・遺伝子診療センター
［第 5 章］
富岡晶子（とみおか　あきこ）
　　千葉大学大学院看護学研究院 教授
吉田沙蘭（よしだ　さらん）
　　東北大学大学院教育学研究科 准教授
［第 7 章］
岸田徹（きしだ　とおる）
　　NPO 法人がんノート代表理事
［アピアランスケア］
藤間勝子（とうま　しょうこ）
　　国立がん研究センター中央病院
　　アピアランス支援センターセンター長

第 **1** 章
AYA 世代のがんとは

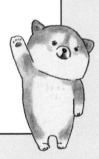

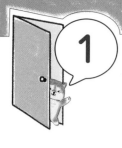

1 AYA 世代とは

AYA 世代とは日本では主に、15 ～ 39 歳までの世代を指しています。人生において大きな転換期といえるこの時期に、がんを患うことで心身ともに大きな影響を受けます。

AYA 世代って何？

　AYA（アヤ）世代とは、思春期・若年成人期を表す英語 Adolescent and Young Adult の頭文字をとったもので、日本では主に、思春期（15 歳～）から 39 歳までの世代を指しています。

　AYA 世代は、進学、就職、結婚、子どもの誕生など、重要なライフイベントに直面する世代でもあり、この時期にがんに罹患するということの影響の大きさは計り知れません。

　AYA 世代にどのようなサポートが必要なのか考えるヒントを得るために、次のページからは AYA 世代について発達面から見てみましょう。

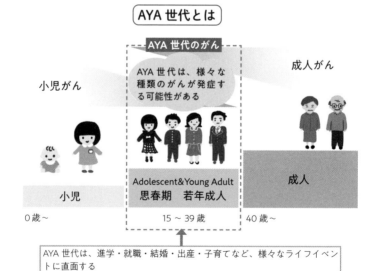

AYA 世代とは

AYA 世代のがん

AYA 世代は、様々な種類のがんが発症する可能性がある

小児がん

成人がん

Adolescent&Young Adult
思春期　若年成人

小児

成人

0 歳～

15 ～ 39 歳

40 歳～

AYA 世代は、進学・就職・結婚・出産・子育てなど、様々なライフイベントに直面する

AYA世代とはどんな時期？

　人の発達段階を測る目安として、アメリカの発達心理学者エリクソンが提唱した「ライフサイクル理論」がよく使われています。この理論は、人間の成長過程を8段階に分け、人間は各発達段階で「心理社会的危機（発達課題）」を克服しながら成長するという考えです。この理論によると、AYA世代は青年期（思春期）と成人期に当たり、次に述べるように生物学的・精神的・社会的に大きく成長を遂げていく時期とされています。また、それぞれ違ったバランスで発育・成長するため、個別性の高い世代と言えます。

❶ 生物学的成長

　AYA世代では、大きな身体の変化が見られますが、もっとも特徴的なのは、生殖器系が成熟を遂げる時期であることです。

　思春期に外見が男性的・女性的に変化してくると、これらの変化に対して不安を感じたり、異性に対する恥じらいをもつようになります。また、性欲、攻撃衝動の高まりに戸惑い、コントロールの難しさを感じます。

　しかし、若年成人期に入ってくると、精神的・社会的に成熟してくるた

エリクソンの発達段階説

	ポジティブな面	成長させる面	ネガティブな面
老年期	統合	英知	絶望
壮年期	生殖性	世話（ケア）	停滞
成人期	親密性	愛	孤立
青年期	同一性	誠実	同一性拡散
学童期	勤勉性	有能性	劣等感
幼児後期	自主性	目的	罪悪感
幼児前期	自律性	意志	恥・疑惑
乳児期	基本的信頼	希望	基本的不信

め、だんだん自己統制がとれるようになります。そして、次世代を産み育てるという責任を意識した行動がとれるようになるのです。

❷ 精神的発達

　共感性の高い仲間集団や、ときにはそれ以外の集団に身をおき、他者との関わりのなかで、「自分は何者なのか」「なんのために生きているのか」ということを考え、探し求め始めるのが思春期です。

　思春期の葛藤を経て、若年成人期に入ると、恋愛、友人、同僚……など様々な場所で他者と関わりながら、相手の良い面、悪い面も含め、ありのままの姿を受け止め、また自分も同様に受け止めてもらうという体験をします。特定の対象者との親密性や連帯感を体験し、自己の存在意義をそこから見出す時期と言えます。

　これらの発達には、思春期前までの精神発達を、ある程度達成していることが重要になってきます。養育者と一体化していた関係から、自分の意志をもち、批判や劣等感も経験しながら努力し、最終的には自己肯定感を裏づける成功体験を重ねていくことで、自己の価値観の原型が定まってきます。

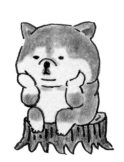

❸ 社会的発達

　思春期に入ると、養育者とのつながりが物理的にも精神的にも薄くなり、育てられた家族から小集団、社会、そして新しい家族へと、主として存在する場所が移行していきます。

　自己価値観の確立の過程において「自分はこうなりたい！」と自我理想を求める時期であるので、既存の価値観に批判的になりつつ、自分の価値観を身につけようと思考錯誤しながら、社会の構成員としての責任を果たす経験を積んでいきます。

　生物学的・精神的・社会的発達の段階について紹介しましたが、これらの段階の成長・発達のスピードには、もちろん大きな個人差があります。同じ年齢の同一の時期に、みんなが同一の成長・発達を遂げるわけではなく、また、直面している悩みは多種多様で、ひとくくりにはできません。

　AYA世代とは、自分なりの価値観を獲得するためにそれぞれが葛藤を抱える時期ですが、大事な発達段階があり、ただでさえ変化の大きい不安定な時期に「がん」という体験が重なってくることは、がん患者にとって大きな試練となることが想像できます。

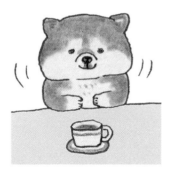

様々なライフイベントに直面するAYA世代のがん患者さんには、自分らしく過ごせるためのサポートが必要です。

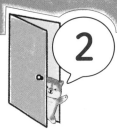

2 AYA 世代におけるがんの特徴

日本では、AYA 世代でがんと診断される人は、年間約 2 万人といわれています。患者数自体は決して多くありませんが、病院への受診が遅れがちになるなど様々な問題があります。

AYA 世代がかかりやすいがんの種類は？

現在、国民の 2 人に 1 人はがんに罹患するといわれていますが、AYA 世代の人にとっては、他人事のような印象かもしれません。国立がん研究センターによると、AYA 世代の新規がん発生数は、約 2 万人で、がん患者全体の 2.5％に過ぎません。しかし、AYA 世代の病気による死亡原因のトップはがんによるものであることは見過ごせません。

AYA 世代には、子どもから大人への移行期も含まれるため、小児で発症することが多いがんと、成人で発症することが多いがんの両方の種類が

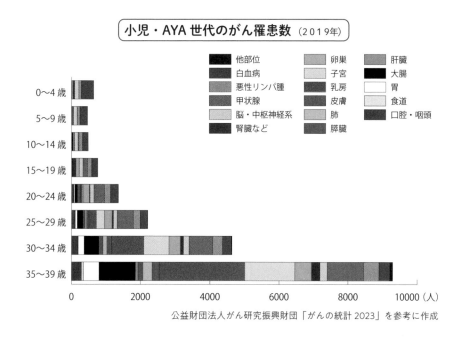

小児・AYA 世代のがん罹患数 （2019年）

凡例：他部位／白血病／悪性リンパ腫／甲状腺／脳・中枢神経系／腎臓など／卵巣／子宮／乳房／皮膚／肺／膵臓／肝臓／大腸／胃／食道／口腔・咽頭

年齢区分：0〜4歳／5〜9歳／10〜14歳／15〜19歳／20〜24歳／25〜29歳／30〜34歳／35〜39歳

横軸：0　2000　4000　6000　8000　10000（人）

公益財団法人がん研究振興財団「がんの統計 2023」を参考に作成

存在します。AYA世代では希少がんの発症が多いという特徴もあります。

　がんの種類は、年代によって違いがあります。小児期までのがんで最も多いのは、血液のがんである白血病、脳腫瘍などの脳・中枢神経系の病気や、リンパ腫です。他に、15〜19歳ぐらいからは、胚細胞腫瘍（胎児のときの原始生殖細胞といわれる、精子や卵子になる前の未成熟な細胞から発生した腫瘍の総称）や、骨から発生するがんや筋肉などの軟部組織から発生するがんが増えてきます。

　20〜29歳では、甲状腺がんや子宮がんなどが増えてきます。30代の女性が発症するがんでは、乳がんが最も多く、次に子宮頸がんが続き、小児型のがんは減少しますが、いわゆる5大がん*のひとつである、大腸がんが増えてきます。

＊5大がんとは、肺がん、胃がん、肝がん、大腸がん、乳がんの主要ながんを指します。

AYA世代のがんの現状と問題点

　一般的に、小児に発生するがんは小児科医が、成人に発生するがんは各専門医が、それぞれ診療にあたるため、子どもから大人への転換期にあるAYA世代は制度の狭間にあり、専門的に診療にあたる医師が比較的少ないという問題点があります。特に、10代での発生率が高い希少がんは、全体から見ると発生頻度が低いうえ、種類が多様で、多くの診療科にまたがって診察・治療が行われることから、医療関係者が経験を蓄積するのが難しいという現状があります。

　患者数が少ないこと、高齢者に比べて進行が速いがんが多いことなどは、効果の高い最適な治療法を確立する障壁となっているのです。さらに、若いAYA世代では、健康であることが当たり前と思われ、少々の身体の変調には気づけないことや、家族に相談することも少ないことから、病院への受診が遅れがちになることも問題点の1つです。

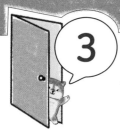

3 がんと告げられたことによる 心への影響

がんの告知を、動揺せずに受け止めることなど、できるわけがありません。落ち込んでしまうのは当たり前です。しかし、時間とともに冷静に考えられるようになっていきます。

「なぜ私が？」と誰もがショックを受ける

「がん」という病名が告げられるショックは、とても大きいものです。「がんの疑いがある」と診断されただけでも、誰もが不安でいっぱいになってしまうことでしょう。

「なぜ私が？」「何がいけなかったんだろう？」「もう治らないの？」などと、おびえてしまう人がほとんどではないでしょうか。

がんの告知など「悪い知らせ」を伝えられたときに、人の心に生じる反応には、次のような3段階があると考えられています。

第1期 診断名を告げられた直後で「**衝撃の時期**」。「頭が真っ白になって、何も考えられない」「何をしてよいかわからない」といった状況になるのは、通常の反応。

第2期 「**不安・抑うつの時期**」。病気のことや今後の生活に対する不安を感じるようになり、落ち込んでしまう時期。

第3期 「**適応の時期**」。がんであることを受け入れて、現実的なことを考えられるようになる。

　不安に思う内容は人それぞれですが、「誰だってショックを受けて落ち込んでしまうのだ」ということをまずは知っておきましょう。ショックを受けること自体が、現実に適応していくための一段階であるといわれています。

　とても不安で心配なときに、無理に病気と向き合おうとする必要はありません。音楽を聴く、映画や動画を見る、本を読む……など、自分なりに、リラックスできることをやってみましょう。時間の経過とともに、少しずつ前を向けるようになっていけると考えましょう。

不安や落ち込みを少しでも和らげるには

　がんの治療が始まる前や、入院するまでの間は、不安だけでなく、悲しみ、恐怖、怒りなど、様々な感情がわいてくると思いますが、それらの感情はひとりで自分の中にため込まず、外に出してあげることも大切です。

　思いっきり泣いてみるというのも、ひとつの方法といわれています。家族や、友人、パートナーに不安な気持ちを話すことで、少し気持ちが落ち着いたという人もいます。

　不安は、その正体が見えないとさらに強く感じるものです。心配に感じていることや、不安な気持ちを紙に書き出してみることもよい方法です。

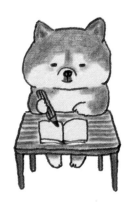

不安を紙に書き出してみるのは、「ひとりでできる効果的な方法だった」という患者さんも多いです。

時間の経過とともに心の動きは変化していくものです

　時間がたつにつれて、「つらいけれども何とか前向きな気持ちになって、治療を受けていこう」「がんになったのは仕方ない、これからするべきことを考えてみよう」など、見通しを立てられるようになっていく人がほとんどです。

　しかし、ひどく落ち込んで何も手につけられないような状態が長引いたり、日常生活に支障が出るようであれば、適応障害やうつ状態（気分障害）が起こっているかもしれません。これらは、強いストレスを受けるような出来事が起こった場合には、誰でもなりえる状態です。

［適応障害］ストレスや精神的苦痛が原因、不眠症になったり、仕事に
　　　　　　集中できない、人と会うのが苦痛になって引きこもったり
　　　　　　する状態

［うつ状態（気分障害）］適応障害よりも精神的苦痛がひどい状態。不眠
　　　　　　　　　　　　症、食欲不振、否定的な感情をもつ、意欲・性
　　　　　　　　　　　　欲減退などの症状がある

適応障害や、うつ状態（気分障害）が起こっているのではないかと気づいたときには、まずは主治医や看護師に相談してみましょう。

つらい気持ちを和らげるには

　AYA 世代のがん患者数は、がん患者全体から見るとごく少数であり、自分の周りに同じ病気を経験した人は見当たらないかもしれません。また、自分の病気や心配事・不安について、家族や友だち、パートナーに話しても、わかってもらえないのではないかと思い、孤独を感じることもあるでしょう。気持ちがつらいときは、まずは主治医や看護師に、自分の気持ちを話してみるのもよいでしょう。

「心のケア」の専門家に相談することも考えよう

　落ち込んでいる状態が続いているときには、かえって「心の病気ではない」とか「医師や看護師に相談するほどのことではない」「時間がたてば大丈夫」などと自分を納得させて、適応障害などの深刻な状態になっていることに気づけないことがあります。

　そんなときには精神腫瘍科に行ってみましょう。精神腫瘍科とはがん専門の精神科で、がんの患者さんやそのご家族が利用できます。がんによってもたらされるストレスや手術のショック、がん治療の副作用などについて、精神腫瘍医（がんに関する専門性をもった精神科医・心療内科医）や臨床心理士が相談にのってくれます。

　心のケアは早く受けるほど気持ちが楽になっていき、気持ちが楽になることで、前向きに考えられるようにもなります。精神腫瘍医だけでなく、看護師をはじめ、心理士、緩和ケア医、ソーシャルワーカー（相談援助職）など相談できる人はたくさんいますよ。

下図は、がん患者さんの心の状態を簡易に測定するための自己診断法です。「つらさの寒暖計」が4点以上で、「日常生活への支障の寒暖計」が3点以上の場合は、中程度以上のストレスを抱えた状態（適応障害やうつ状態に相当）である可能性が高いと考えられます。その場合は、できるだけ早く心療内科・精神科などの専門家にみてもらうようにしてください。

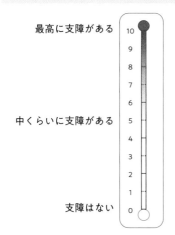

つらさと支障の寒暖計

〈つらさの寒暖計〉

❶ この1週間の気持ちのつらさを平均化して、数字に○をつけてください

最高につらい 10
9
8
7
6
中くらいにつらい 5
4
3
2
1
つらさはない 0

〈日常生活への支障の寒暖計〉

❷ その気持ちのつらさのために、どの程度日常生活に支障がありましたか？ 数字に○をつけてください

最高に支障がある 10
9
8
7
6
中くらいに支障がある 5
4
3
2
1
支障はない 0

国立がん研究センター精神腫瘍学グループ「つらさと支障の寒暖計」を参考に作成

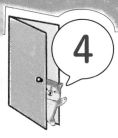

4 自分らしくがんと向き合うには

「がん」と告知され混乱するなかでも、今後の治療など、自分自身で決めることはたくさんあります。まずは心を落ち着けて、自分はどうしたいのかを考えてみましょう。

がんとの向き合い方は人それぞれ

がんと診断された直後はつらい気持ちを抱えながら、どこの病院で治療をするのか、いつからするのか、治療法はどうするか、治療中の生活や治療後の生活はどうなるのか、社会復帰はできるのか……などたくさんのことを考えなければなりません。

がんとの向き合い方は、人それぞれです。自分らしくがん治療と向き合うためには、「これを大事にしたい」ということがあれば、それを主治医や周りの人々にも伝えていくことは重要です。治療はもちろん最優先ですが、まずは自分らしく生きるためにどうすればよいのかということを考えていきましょう。

がんの治療について「正解」はありません。自分が納得できる選択をすることが自分にとっての「一番よい選択」といえます。がんの告知を受けたショックから立ち直り、前を向けるようになってからでも遅くはありません。主治医はもちろん、看護師や家族、友人など周りの人の意見を聞きながら、自分に合ったがんとの向き合い方を探してみてください。

悩みの内容は年代ごとに違う

AYA世代のがん患者さんの悩みは、年代ごとにそれぞれですが、共通して心配しているのが「自分の将来」です。将来について考え始める年ごろに、がんという大きな病気にかかることで、選択肢も変わってきてしまうのですから、不安になって当然といえるでしょう。

学生にとっては学業について、働く世代にとっては仕事のことが気にな
るようです。また、家庭を築き始める年代の人にとっては、子どもをもつ
こと（不妊治療や生殖機能）や、経済的なことに関する悩みも加わってき
ます。

がんを経験した AYA 世代の年代別悩み一覧

年代 （歳）	1位	%	2位	%	3位	%	4位	%	5位	%
15 ～19	自分の 将来	61.9	後遺症・ 合併症	44.4	体力の維 持または 運動	41.3	学業	38.1	不妊治療 や 生殖機能	34.9
20 ～24	自分の 将来	68.3	仕事	41.5	不妊治療 や 生殖機能	41.5	経済的な こと	36.6	後遺症・ 合併症	31.7
25 ～29	自分の 将来	61.3	仕事	51.6	不妊治療 や 生殖機能	50.0	診断・ 治療	30.6	後遺症・ 合併症	30.6
30 ～39	自分の 将来	53.0	仕事	44.8	家族の 将来	36.6	経済的な こと	36.1	不妊治療 や 生殖機能	34.4

厚生労働科学研究「総合的な思春期・若年成人（AYA）世代のがん対策のあり方に関する研究」班
の全国調査（2015～2017年）を参考に作成

悩みの内容も、がんへの向き合い方も人それ
ぞれ。無理に前向きになろうとせず、自分の
ペースで、病気と向き合う方法を探してみて
ください。

自分の「回復する力」を信じよう

　「回復する力」とは、患者さんががんによって喪失した世界観と向き合いながら、がんとともに生きていこうと適応していく過程で、自分のなかに眠っていた前向きな気持ちや、困難を乗り越える力が引き出されるという考え方です。

　自分の「回復する力を信じる」という概念は比較的新しく、引き出すための治療法などはまだ確立されていませんが、カウンセリングを主体とした治療を始めている医療機関が増えています。

病気も自分の一部と考える

　がんの体験は人それぞれで、ひとつとして同じものがないように、がんそのものはもちろん、とらえ方も人によってそれぞれです。自分にとってよいと思う方法で立ち向かい、付き合っていけばよいのだと思います。

　がんによって、身体的、機能的に損なわれてしまう部分があったとしても、それはごく一部であって「自分そのもの」が損なわれるわけではないということだけは忘れないでいてください。

つらい体験を乗り越える「回復する力」は、誰のなかにも存在するとされています。

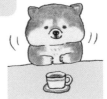

周りに支えてくれる人がたくさんいることを忘れないで

AYA世代のがんはとても稀なので、なかなか同じような経験をした同世代の人に出会うことは難しいかもしれません。しかし、全国にはAYA世代が集まるイベントや支援グループもあります。同じような経験をした仲間と話をすることで前向きになれたという人は多いので、このような会に参加してみるのもひとつの方法です。

患者会（→ P.57）のような仲間を探す環境が近くにないときは、AYA世代を対象にしたウェブサイトで探したり、病院内のがん相談支援センター（→ P.57）で聞いてみましょう。

自分に合った患者会を見つけられた人がいる一方で、「人が集まって話すような場所は苦手」「1回行っただけ」といった人もいます。考え方や感じ方は様々なので、自分には合わないと思ったら無理して参加する必要はありません。ただ、自分が目を向けてみれば、支えてくれる人はたくさんいるのだということは心にとめておいてください。

同じような経験をした同世代の仲間と出会えるチャンスは少ないAYA世代ですが、SNSを通じて患者同士のつながりを持てたり、患者会などで仲間を探すこともできます。

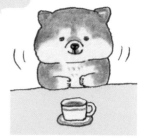

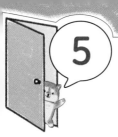

5 自分のがんについて きちんと知るために

がんと診断された直後は、ショックを受けて落ち込み、何も考えられなくなるかもしれません。しかし、しっかり治療を受けるためにも自分のがんについてきちんと知っておくことも大切です。

医師の説明をしっかりと聞く

　2人に1人ががんになる現在では、がんの告知の仕方も以前とはだいぶ変わってきています。とはいえ、がん告知については慎重に進めることが多く、まずは、医師が家族に本人に告知するかしないかを確認したり、診察時の問診でがんであることを告げられたいかどうかを確認したりすることがほとんどです。

　現在は「インフォームド・コンセント（十分な説明と同意）」をさらに進めて「シェアード・ディシジョン・メイキング（医師と患者さんが一緒に意思決定をすること）」という考え方が主流になってきています。さまざまな選択肢のなかから、そのメリット・デメリットをしっかり理解して、治療法を選んでいきましょう。

　医師からは、検査の結果や病状などについての説明がされますが、ひとりで説明を受けるのが不安だと思うときは、家族や親しい人と一緒に話を聞くということもできます。そうすれば、落ち着いて医師の説明を聞くこともできるでしょう。

医師に確認したいことをまとめておく

　医師から治療についての説明を受けるとき、一度聞いただけですべて理解することは難しいと思います。まずは、自分が疑問に思っていることを紙に書き出しておき、診察のときに持っていって直接医師に確認してみましょう。病気についてわからないことや、治療について、治療後の不安に

ついてなど、相談にのってもらうとよいでしょう。

主治医からの説明で今後の生活に不安があるときは、がん相談支援センターのがん相談員に相談したり、治療方針に納得ができないときや、他の治療の選択肢を知りたいときは、「セカンド・オピニオン（診察を受けている医師とは別に、他の医療機関の医師に意見を求めること）」で、他の医師の意見を聞いてみるのもいいでしょう。

自分に必要な情報を集める

自分のがんについてある程度のことがわかったら、ウェブサイトや書籍で調べる、専門家の話を聞くなどして情報を集めていきましょう。

検査結果の説明を受けてから治療を開始するまでには、さらに様々な検査を受けることになります。そのため、がんがわかってから実際に治療が開始されるまで少し時間があり、この間を、自分の気持ちを落ち着けたり、治療に向けて準備をする時間にすることができます。

最近では、自分の病気や検査法、治療法、療養生活の様子、治療後のことなど、様々な情報をウェブサイトや書籍、SNS などで集めることができます。

がんの患者さんのための代表的なウェブサイトとして、国立がん研究センターの「がん情報サービス（http://ganjoho.jp）」や、AYA がんの医療と支援のあり方研究会（AYA 研）の「AYA（https://aya-ken.jp）」など、様々な情報が提供されています。

情報の信憑性については確認することも大事

がんに関する情報については、医学的根拠のあるものの他に、SNS で発信される個人の体験談など主観的なものも多くあります。情報の信憑性について自分ひとりではなかなか判断がつかないものです。主治医や看護師などに確認してみましょう。

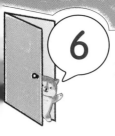

6 治療法について考える

がんの治療法といっても、どこにできたがんなのか、どのような状態なのかなど、また患者さん自身の状況によっても異なります。まずは、しっかり医師と話し合って自分が納得できる治療法を選択しましょう。

がんの標準治療と3大療法

がんの「標準治療」とは、科学的に最良とされる治療のことで、公的医療保険が適用されます。

標準治療で行う治療法には、「手術療法」「薬物療法（抗がん剤治療）」「放射線療法」の3つがあり、「がんの3大療法」といわれています。詳しい検査をすることで、どの治療法が最適なのかを調べた上で、選択していくことになります。また、それぞれ単独の治療法を行うだけでは十分な効果が期待できないときは、いくつかを組み合わせて治療していくことになります。これを「集学的治療」といいます。

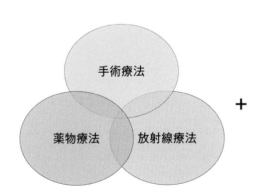

集学的治療

手術療法

薬物療法　放射線療法

\+

[支持療法]
がんそのものの症状や、治療による副作用・合併症・後遺症に対する予防、治療、ケアのことです。療養生活の質の向上や仕事や学業などのこれまでの生活と治療をスムーズに両立できるようにサポートします。

[緩和ケア]
QOL（クオリティ・オブ・ライフ：生活の質）を維持し、自分らしく過ごせるようにするものです。身体的・精神的・社会的な苦痛について、つらさを和らげるための医療やケアを積極的に行うことで、患者本人と家族の生活の質をよりよいものにしていきます。

ただ、AYA世代がかかることが多いとされる希少がんなどでは「標準治療」では対応できないこともあります。その場合、「先進医療」や「治験」などが検討されることもありますが、これらはまだ研究段階の治療法になり、実施できる医療機関は限定されています。

　先進医療は、現時点では保険適用が認められていない治療で、これから保険適用とすべきかどうかの評価が必要であるとされているものです。

　治験は、新しい医薬品や医療機器などの安全性や有効性を検証するための最終段階で、既存の薬では効果がなかったり、必要な薬の承認や保険適用までの期間を待っていられないような患者さんなどが対象となります。

手術療法

　がんが発生した部位（臓器）を手術で取り除きます。がんの状態や患者さんの希望にもよりますが、切除可能であれば手術療法を行います。

　がん細胞は周囲の組織に広がったり（浸潤）、リンパ管や細かい血管に入ってリンパ節や他の臓器に広がったり（転移）することがあるため、がんの手術ではがんができた部分よりやや大きめに切除するのが一般的です。

　手術の方法は、開腹手術や開胸手術など体にメスを入れる方法が一般的ですが、内視鏡を使った腹腔鏡下手術や胸腔鏡下手術など、手術による傷が小さくてすむような方法もあります。他にも、ロボット支援下手術などもあります。最近では、こうした体への負担が小さくてすむ手術も行われています。手術には、リスクや合併症もありますので、医師の説明をきちんと聞いて納得した上で同意することが大切です。

薬物療法（抗がん剤治療）

　薬物療法には、「化学療法」「ホルモン療法（内分泌療法）」「分子標的療法」などがあります。いわゆる「抗がん剤」を使う治療法のことです。手

術療法や放射線療法と組み合わせて使うこともあります。また、がんを手術できるよう小さくするために、手術の前に行うこともあります。

薬物療法は、「入院治療」の他、外来で通院しながら治療する「外来治療」で受けることもできます。投与される薬によって様々な副作用があります。支持療法などをうまく活用することで、副作用を軽くすることもできるようになってきました。

放射線療法

がん組織に、放射線を集中的に照射してダメージを与え、がん細胞を死滅させる治療です。放射線療法のみで行うこともあれば、他の治療と併用してがんの根治を目指します。他にも、がんによる苦痛を和らげるためや、再発を防ぐために行われることもあります。

放射線治療でかかる時間は治療によって変わってきますが、10〜30分程度で、照射は毎日（土日、祝日を除く）行うことが一般的です。ほとんどの患者さんは通院で治療を受けており、多くは日常生活を続けることができます。

体の外から放射線をあてる「外部照射」が一般的ですが、他に、放射性物質を体内に挿入する「小線源治療」や、飲み薬や注射で投与する「核医学治療」があります。治療内容によっては、何週間もかかる場合もあるため、体や心がつらいときは、周りの医療スタッフに相談しましょう。

放射線療法は手術のように組織を切除しないため、その機能を残すことができるのが大きなメリットですが、効果にばらつきがあったり、照射できないところがあるなどのデメリットもあります。

治療中または終了直後に起こる副作用としては、疲労感、倦怠感、食欲不振、感染症のリスク、貧血、皮膚の変化などがあります。また、治療後半年から数年後にごく少数の人に、二次がん（最初のがんの治療が原因と

なって数年後に発症する、もとのがんとは種類の違うがん）の発生、妊娠・出産への影響がみられることがあり、治療後も定期的な診察が行われます。

がんの検査や診断

　がんの種類や部位によって、検査方法も異なります。最適な治療を行うためにも詳しい検査が必要です。ほとんどの場合、複数の検査結果を総合的に分析して最終的な診断を行いますので、結果が出るまでに数週間かかることもあります。血液検査や画像検査の他に、さらに詳しく検査するために、異常な組織の一部を採取する病理検査も行います。この結果によって診断が確定します。

● がん検査の種類

腫瘍マーカー検査：

　　血液や尿などの体液の成分に腫瘍マーカー（がんの種類によって特徴的につくられるタンパク質など）が含まれていないかどうか、専用の分析装置を使って測定します。採血、採尿などによって行うので、体への負担はほとんどありません。しかし、がんがあっても数字に表れないことや、生活習慣や飲んでいる薬などの影響で、がんの有無に関係なく数値が高く出てしまうこともあるため、他の診察や画像検査の結果などと合わせて判断します。

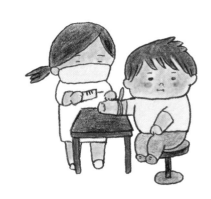

超音波検査（エコー）：

検査用のゼリーを塗って超音波装置で体内の状態を調べます。がんの場所や、形、大きさ、がんの周りの臓器との関係などを調べます。

痛みや放射線による被ば
く の 心 配 が な く 、 体 へ の
負担が少ない検査です。
ただし、空気や骨、厚い
脂肪などは超音波が通り
にくいため、骨に囲まれ
た部位や肺、脳にできた
がんの多くは検査するこ
とができません。

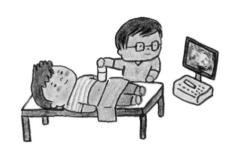

レントゲン（Ｘ線）検査：

Ｘ線を使って、がんの有無や形を調べる検査で、多くの場合、肺や骨などの状態を調べるために最初
に行います。

胃や大腸などの消化管や、尿管
や膀胱などの尿路系を調べる場
合には、バリウムや造影剤を使
用することもあります。

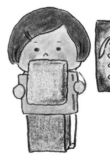

CT 検査（コンピュータ断層撮影）：

X 線を使って体の断面像を
調べる精密検査で、造影剤
を使用する場合もあります。
治療前にがんの有無や広が
り、他臓器への転移がない
かを調べたり、治療の効果
を判定したり、治療後の再
発がないかを確認するなど、
様々な目的で行われます。
検査は、ベッドの上にあお

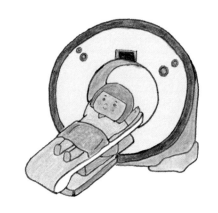

むけになった姿勢で行います。ベッドが自動で動き、トンネル状の装
置の中に入ります。検査全体にかかる時間は 10 ～ 15 分程度で、血
液のがんをはじめ、ほぼすべてのがんで行います。

MRI 検査（磁気共鳴撮影）：

強力な磁石と電波を使って磁場を発生させ、体の内部の断面を様々な
方向から画像にする検査で
す。造影剤を使用することも
あります。
がんの有無や広がり、他の臓
器への転移がないかを調べま
す。また、治療の効果を判定
したり、再発がないかも確認
します。
検査の際はベッドが自動で動
き、トンネル状の装置の中に

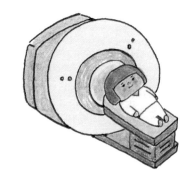

入ります。検査時間は 15 ～ 45 分と CT 検査に比べると少し長くか

かりますが、CT 検査では正常な組織との区別がつきにくい臓器に生じるがんの診断に有用です。

PET-CT：

PET（陽電子放出断層撮影）は、がん細胞が正常細胞に比べて多くの糖を取り込むという性質を利用して、ブドウ糖に似た放射性薬剤を体内に投与し、がん細胞が取り込んだ薬の集まる様子を特殊なカメラでとらえて画像化する検査です。現在では、PET に、臓器の形状を撮影する CT を組み合わせ、一度の検査で両方の画像を重ねて表示する「PET-CT 検査」が一般的になってきています。

治療前にがんの有無や広がり、他の臓器への転移がないかを調べたり、治療中の効果を判定したり、治療後の再発がないかを確認するなど、様々な目的で行われています。

検査の 5 ～ 6 時間前は糖分を含むものの飲食が禁止されます。薬剤を注射し、1 ～ 2 時間安静にした後、装置の中で横になり撮影します。撮影には 30 ～ 40 分程度かかります。

放射性薬剤を投与

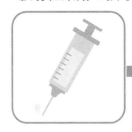

1 時間程度 →

がん細胞が薬剤を取り込む

撮影（30 分程度）

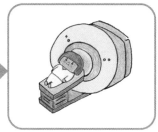

＊撮影時間は検査内容によって異なる場合がある

がんの病期（ステージ）

　がんの状態を知るための指標を「病期（ステージ）」といい、がんがどの程度広がっているか進行度を示すものです。病期を知ることは、どのように治療を進めていくかの目安にもなります。

　病期分類は、国際的な基準の「TNM分類」があり、次の3つの要素を組み合わせて決められています。

> **T因子**：がんがどのくらいの大きさになっているか
> **N因子**：周りのリンパ節に転移しているか
> **M因子**：他の臓器への転移はあるか

　さらに、大きく0〜Ⅳ期の5つに分類します。Ⅳ期に近いほどがんが広がっている状態となります。がんの種類や部位によって予後は異なり、ステージⅣであっても治療が進歩しているので、「ステージ○」といった数字だけで不安になる必要はありません。医師の説明をよく聞きましょう。

がんの再発・転移

　治療で小さくなったはずのがんが再び大きくなったり、治療がうまくいったと思われていたのに、手術では取りきれなかった目に見えない小さながんが残っていて再び現れたりすることを、がんの「再発」といいます。

　治療した場所の近くだけではなく、別の場所で「転移」して見つかることも「再発」に含まれます。「転移」とは、原発巣（がんが最初に発生した場所）から、血液やリンパの流れにのって他の臓器・器官へ移動し、そこで増えることです。最初にがんが見つかった段階では、がんが臓器の中にとどまっていることが多いため、「がんの根治」を目標に治療しますが、再発や転移したがんでは、「がんの進行を抑える」こと、「がんによる症状を和らげる」ことが治療の目標になります。

　再発したがんの場合にも、「手術療法」「薬物療法（抗がん剤治療）」「放射線治療」を行いますが、転移の場合には、体の様々な部位に検査や診断で見つからない小さな転移が起こっているという可能性を考えて、治療をする必要があります。どのような治療法を選ぶのかは、自分がどのようにがんと向き合うかによっても変わってきます。主治医に相談し、納得できる治療法を選ぶことが大切です。

　治癒を目指してつらい治療にも耐えてきた患者さんにとって、再発を告げられることは、がんの告知よりも大きなショックを感じるかもしれません。悲しみや怒り、喪失感などの感情が起こるのは当然のことです。無理に元気に振る舞う必要はありません。事実を受け止めるためにも時間は必要ですが、適切な治療を受ける時期を逃さないように、まずは、主治医や看護師、厚生労働省指定のがん診療連携拠点病院等にあるがん相談支援センターの相談員などに相談してみてください。専門家は様々な分野で、次に向かう後押しをしてくれるはずです。

補完代替療法

　通常行われているがん治療ではなく、その代わりに行われる医療を指します。マッサージ療法、運動療法、食事療法、心理療法、鍼灸など様々です。自分らしく生きるために、標準治療とは別に、これらの療法を試してみたいと思うこともあるでしょう。運動療法はがんの予後や副作用の対策に役立つという研究結果も報告されています。一方、補完代替療法は、科学的にがんの治療の助けになる証明がされていないものも少なくなく、安全性も確かめられていないことも多くあります。

　「現在の治療に悪影響はないか」「周囲の意見を聞いてみたか」「自分は冷静に判断しているか」など、じっくりと考えてみてください。まずは主治医に相談し、内容によっては現在の治療にうまく組み合わせられるかもしれません。

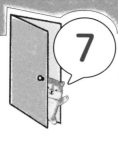

7 治療中に起こる副作用

がんの治療中には副作用があらわれることもありますが、多くは一時的なものです。多くの副作用は治療前に予想ができ、それぞれ対応策もあります。不安に感じるときは、主治医に確認してみましょう。

主な副作用とその対処法

がんの治療中には、様々な副作用が起こります。副作用については、薬剤でつらい症状を抑えたり、日常生活で工夫をすることで症状を軽くすることができます。以下に主な副作用とその対処法について説明します。

● 悪心・嘔吐 ―――――――――――――――――――――――――――――

主に抗がん剤治療で起こるつらい副作用の1つです。吐き気の症状の他、嘔吐することもあります。現れる時期によって4つに分類されます。

①**急性悪心・嘔吐** ：抗がん剤の投与後、24時間以内に現れます。
②**遅延性悪心・嘔吐**：抗がん剤の投与後、24時間後に現れ、1週間ほど持続します。
③**突出性悪心・嘔吐**：制吐剤（吐き気止め）を使って予防しても発生してしまいます。
④**予期性悪心・嘔吐**：抗がん剤のことを考えるだけで症状が出るなど、抗がん剤を投与する前から現れます。

対処法

● 制吐剤を飲む
● 食事の前に冷たい水でうがいをしてさっぱりさせる
● 食事はゼリーやアイス、果物など食べられるものを少しずつとる
● ミネラルバランスのよいスポーツ飲料などで水分をとる

- 好きな音楽を聞くなどして、リラックスする
- できる範囲で体を動かし（散歩など）気分転換をする

＊つらいときには、無理をしないことも大切です

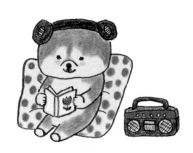

● 下痢 --

薬物療法、放射線治療、手術などによって下痢が起こることがあります。
下痢には早発性の下痢と遅発性の下痢の２種類があります。

早発性下痢：抗がん剤を投与後、24時間以内に起こります。長く続く
　　　　　　　ことはなく、短期間で治ります。

遅発性下痢：抗がん剤の投与後、24時間以降〜数日たってから起こり
　　　　　　　ます。

対処法

- 腹部を温める
- 脱水症状にならないように、水分を
  とる
- 食事は、消化吸収のよいものをとる。
  冷たいものや炭酸飲料などは避ける
  ほうがよい

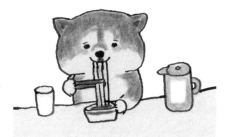

● 便秘------------------------

　食事や水分が十分にとれないこ
と、がんの治療に用いる薬の副作
用、がんによる大腸の圧迫などで
起こり、腹痛や吐き気などが生じ
ます。

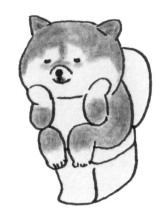

対処法

- 水分を多めにとる
- 排便を我慢しないで、定期的に
  トイレに行く習慣をつける
- 無理をしない範囲で散歩をしたり体操をするなど体を動かす
- 場合によっては下剤の使用も検討する

● 骨髄抑制（易感染状態）----------------------------------

　薬物療法や放射線治療の影響で、骨髄の働きが低下し、白血球、赤血球、
血小板などの血液細胞が減少してしまうことにより、易感染状態、貧血、
出血傾向が起こります。易感染状態は、白血球が少なくなることによって
引き起こされ、細菌等に対する抵抗力が弱くなり、感染症にかかりやすく
なります。

対処法

- 風邪をひいている人との接触や人混み
  を避ける
- 外出時にはマスクをする
- 食事の前やトイレの後は、石鹸でよく
  手を洗う
- 外出後はうがいをする
- シャワーや入浴で体を清潔に保つ

● 骨髄抑制（貧血）--

　がんそのものや、がんの治療、鉄やビタミンの欠乏による栄養障害などによって、赤血球が減少し、息切れ、めまい、頭痛、動悸などが起こります。

対処法

- めまいがあるときは、安静にする
- だるさを感じたときは、軽い運動やストレッチを行う
- シャワーや入浴は体の負担にもなるので、ぬるめのお湯で短時間ですませる
- ふらつきに注意しながら、動作はゆっくりと行う

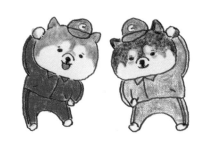

● 骨髄抑制（出血傾向）--------------------------------------

　出血しやすく、血が止まりにくい状態を指します。がんの治療や、がんそのものの影響によって、血小板の数が減少することで起こります。青あざができやすくなり、血尿、血便、鼻血や歯茎からの出血が見られます。

対処法

- 手や足をぶつけたり、転ばないように気をつける
- 歯磨きは柔らかい歯ブラシでやさしく行う
- 鼻をかむときは、強くかまないように注意する
- 出血した場合は、しっかり押さえて止血する

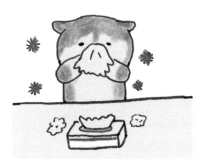

● 口内炎・口内の乾燥 --

　薬物療法や、口、のど、耳などのがんの放射線治療によって、口の中の粘膜が傷つけられたり、唾液を出す細胞がダメージを受けたりすることで起こります。

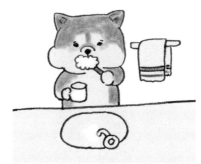

対処法

- 毎食後と就寝前に歯磨きを行う
- 1日に数回、うがい薬でうがいをする。症状がなければ水でもよい
- 口に氷を含み、口腔内を冷却する
- 刺激の強い食べ物は控える

● 末梢神経障害 --

　がんによる神経の圧迫や、抗がん剤の副作用によるものなど様々な原因で起こります。足のしびれなどの感覚障害、手足に力が入らない、うまく歩けないなどの運動障害、便秘、腹痛などの自律神経障害があります。

対処法

- 入浴時に優しくマッサージをする
- 手足をよく動かして血行をよくする
- 手袋や靴下で手足を温める
- 無理のない範囲で軽い運動などを行う
- やけどやケガに注意する

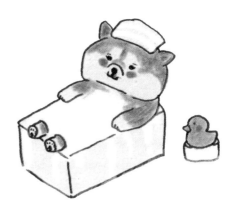

● 倦怠感---

　がんそのものやがんの治療、がんに伴う症状などによって、だるい、疲れやすい、つらい、気力が出ないなどの症状が現れます。

対処法

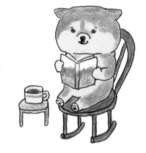

- ●散歩や体操など、体調に合わせて体を動かす
- ●マッサージやリラクゼーションなど、気分転換を図る
- ●水分を十分にとる

● 味覚やにおいの変化 --

　薬物療法や、放射線治療が原因で起こることがあります。食べ物の味やにおいの感じ方に変化が表れることによって、食欲や食事の量が減り、栄養が不足することもあります。栄養の不足や偏りに心配があるときには、管理栄養士に相談できることもありますので、医師や看護師に尋ねてみましょう。

対処法

- ●症状に応じた薬を飲む
- ●食後や就寝前に歯や歯茎、舌へのブラッシングとうがいを行い、口内を清潔に保つ
- ●口腔保湿剤を使い口内の乾燥予防を行う
- ●食べたいときに、食べたいものを、無理せず少量ずつ食べる
- ●においの強いものをそばに置かない

● アレルギー --

　抗がん剤を投与した直後から発疹やかゆみ、動悸や呼吸困難などのアレルギー反応が出ることがあります。

対処法

- ●アレルギー症状が現れたら、すぐに医師・看護師に知らせる

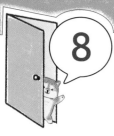

8 見た目の変化が気になるとき

がんの治療で、変化した外見への苦痛を軽減するためのケアを、アピアランスケアといいます。ほとんどの場合、特別なケアは必要でなく、少しの工夫で、気持ちが前向きになることが多いでしょう。

アピアランスケアって何？

アピアランスとは見た目や外見という意味で、アピアランスケアとは、抗がん剤の治療による副作用や手術によって、自身の見た目が変化したことへの苦痛を軽減するためのケアのことです。

これまでは、命を救うための治療が最優先で、治療に伴う外見の変化についてはあまり重要視されてきませんでした。しかし、多くのがん患者さんにとって外見の変化は、「自分らしさがなくなったような気がする」「周りの人からどう思われているのか気になる」「人間関係も変わってしまうのではないか」などの不安をもたらしていることがわかってきました。

友達付き合いや、恋愛、職場や家族など、様々な場面で外見が気になることがあるでしょう。このような外見に対する不安な気持ちを軽減し、それぞれが自分らしく心地よい日常生活を過ごすことを目的に、アピアランスケアを行います。もちろん治療で外見が変化したからといって、必ずアピアランスケアを受けなければならない、ということはありません。「特に気にならない」「自分は自分だから」とそのままで過ごしている人もたくさんいます。

でも、人目が気になったり、自信をなくして気持ちが後ろ向きになってしまうというときには、アピアランスケアで対処してみませんか。自分なりに化粧やファッションに工夫してもいいですし、症状によっては皮膚科や形成外科の治療でよくなることもあります。どうしたらいいのかわからないときは、まずは病院のスタッフに相談してみましょう。治療前とまったく同じ状態になることはできないかもしれませんが、皮膚科や形成外科

につなげてくれたり、日常の化粧品を使ったお手入れ方法、心理学的なアプローチなど、様々な方法を提案してくれます。

がんの治療が外見に及ぼす影響

がんの治療の副作用として、現れる外見の変化にはどのようなものがあるのでしょうか。主な症状と対処法を説明します。

● 脱毛--

がんというと、脱毛のイメージが強いかもしれません。しかし、脱毛しない治療もたくさんあるので、まずはあわてず、主治医や看護師などに自分の治療では脱毛があるのか確認しましょう。

治療によって、ほとんどすべての毛髪が失われる場合もあれば、薄毛程度の脱毛や、放射線治療や手術で治療した部分のみ脱毛するなどの違いがあります。放射線治療では治療後10日程度から、抗がん剤治療では投与後2～3週間後から脱毛が開始することが多いです。

髪が元に戻るまでの流れとして、抗がん剤の場合は投与後、2～3週間後から脱毛が始まり、1カ月もすると、目立つようになってきます。治療が終わると徐々に再発毛し、2～3カ月もすれば、自分でも髪が元に戻ってきたと実感できることが多いです。再発毛時は赤ちゃんのような柔らかい縮毛が生えてくることが多いのですが、半年ほどすると元の髪質に近い髪に戻ることがほとんどです。

脱毛の最中には、頭皮がピリピリしたり、チリチリとした違和感や痛みを感じたりします。薬が必要となるほど痛むということはほとんどありませんが、ひどい場合には主治医に相談してみましょう。

対処法

- ● 脱毛した部分のカバーの方法は人それぞれであり、ウイッグや帽子、化粧などを利用する人もいれば、そのままで過ごす人もいる
- ● 眉毛の脱毛は眉用化粧品で描いて補うことができる

- まつ毛が脱毛して目元の印象が気になるときは、アイシャドウやアイラインをつけてはっきりさせたり、眼鏡をかけて目の印象を変える方法がある。また、つけまつ毛を使う人もいる

● 皮膚障害 ---

治療の種類により、皮膚には様々な症状が現れます。

ざ瘡様皮疹や手足症候群では症状を悪化させないよう、事前にケア方法の説明があることが多いです。特に皮膚のケアについて説明がない場合は、今まで通りのスキンケアでよいので、皮膚の清潔や保湿を心がけましょう。何を行えばよいのか心配なときは医療者にケア方法を確認しましょう。

以下によくある皮膚の症状をあげます。

乾燥：皮膚が乾燥し、ひどくなるとかゆみや赤み、亀裂が起こることがあります

色素変化：皮膚や爪の色が黒くなったり、白く色抜けが起きることがあります

ざ瘡様皮疹：EGFR阻害薬により、にきびのようなブツブツ（ざ瘡）が治療開始から1カ月以内に生じます

爪囲炎：爪の周囲に炎症が起きます

手足症候群：手のひらや、足の裏に赤みや痛みが出たり、水疱ができたりします

対処法

- 皮膚障害の悪化を防ぐためにはセルフケアが大切。指示通りのケアを守る
- 特に指示がない場合も、皮膚を清潔に保ち、保湿することが大切
- 色素沈着が起こる薬で治療するときは、悪化しないよう日焼けにも注意が必要。なお、抗がん剤による色素沈着は、美白用化粧品を使用しても効果が期待できない

- 皮疹のある肌のひげを剃るときは、電動シェーバーを肌に垂直に当てるように使うと負担が少ない
- 爪の色が変化したり、薄さやもろさが気になるときは、マニキュアを塗ってカバーや保護をすることができる。マニキュアは一般に販売されているものでよく、除光液も特別なものを選ばなくてもよい
- 色付きのマニキュアが使いにくい場合は、爪の保護コート剤や透明のマニキュアを塗り、上からつやを消すマットコートを使うと塗布が目立ちにくい
- 爪囲炎や手足症候群でパソコンやスマホが使いにくいときは、音声入力を使うとよい

● むくみ（リンパ浮腫）

がん治療の影響でリンパの流れが滞り、体の中に水分がたまって起こります。手足がだるい、手や足がむくみ靴下の跡がつく、皮膚を押すと凹んだまま戻らない、などの症状が現れます。

対処法

- 保湿剤で皮膚をケアする（乾燥は炎症の原因に）
- 散歩やストレッチなど軽い運動をする
- シャワーですませず入浴する
- 足がむくんだときは、できるだけ足を上げておく

● 手術の傷跡

術後、手術の跡が気になったり、また、手術した側が動かしにくい、下着や服が触れるのが気になることがあります。

手術の傷は、少しずつ回復し周りの皮膚になじんでいくことがほとんどですし、動きについてもリハビリなどで徐々に改善します。顔や首、脚部など服でカバーできない場所の傷跡が気になるときは、テープや肌になじ

む絆創膏でカバーしたり、ボディ専用のファンデーションで目立たなくすることができます。

　温泉や銭湯などで人目が気になるときは、貸し切りの浴場や洗い場が個別に分かれている施設、褐色や乳白色のお湯の施設を選ぶと、目立たず入浴できるので気持ちが楽になることが多いです。洗い場や脱衣所などでは、タオルでさりげなく傷の部分を覆うとよいでしょう。乳がん患者さん向けの入浴着もありますが、安心して入浴できるという人と、逆に目立って嫌だという人がいます。自分が心地よく過ごせる方法を選びましょう。

　修学旅行など学校行事で宿泊するときは、先生用の浴室を使わせてもらうなどの個別対応を事前に相談しておく方法もあります。

　がんになった保護者が子どもと入浴する際に、子どもが傷を怖がるのではないかと気にすることがあります。病気で悪いところをとったこと、今は痛くないことなどを、子どもの年齢に合わせた言葉で説明しておくと、大半の子どもは怖がりません。ただし、子どもの年齢や性格にもよります。どうしても難しそうならば、最初はテーピングや絆創膏で傷を隠して入浴するのもひとつの方法です。

　また、プールなどで傷が気になるときは、半袖や五分袖の上着のついたタイプ（ラッシュガードなど）や、レギンスタイプの水着を着用するとよいでしょう。乳がんの手術後で左右の胸のバランスが気になるときは、パッドを入れてみましょう。パッドが入れられる専用の水着も販売されています。

[乳がん手術後の女性の下着について]

　乳がんの手術後の下着については、手術の方法、再建手術の有無、傷の治り方、胸のボリューム感、また本人の希望する外見の整え方によって選択肢は変わります。同時再建の場合など、主治医から指示がある場合は指示を守りましょう。下着は必ずしも専用の下着を使う必要はなく、手持ちの下着ですませる人も多いです。

　手術直後（～1カ月程度）は、傷に擦れない柔らかい下着だと安心です。

手術していないほうの胸にニップレスなどをつけたり、上に着るものを工夫して、下着をつけないという人もいます。

　１～２カ月したら、今までの下着にパッドなどを組み合わせて使う人もいます。下着のアンダー部分が傷に触るのが気になるときは、先に薄手のキャミソールなどを身につけてから下着をつけると安心です。

　左右のバランスが気になるときは、補正パッドを使います。補正パッドには重みのないウレタン製や、乳房と同じ重さのシリコン製など様々なタイプがあります。

　なお、放射線治療を受ける人は前あきのブラジャーがあると、治療のときに手早く準備ができて便利です。

［肺がん手術後の女性の下着について］

　肺がんの手術直後も、傷に下着が当たって痛い、という人もいます。傷に擦れない柔らかい下着を使ったり、先にキャミソールを身に付けてから下着をゆるく付けるのもよいでしょう。カップ付きのキャミソールを裏返してカップが直接傷に当たらないようにして使う人もいます。

［再建手術について］

　乳がん患者さんでは、がんの切除と当時に乳房再建手術をする方法もありますので、治療を決める時には主治医に十分に話を聞き、方法を決めるようにしましょう。またそれ以外の手術でも、手術の傷を目立たなくしたり、仕上がりを修正する形成外科的な治療もあります。

　気になるときは主治医に相談してみるとよいでしょう。

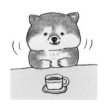

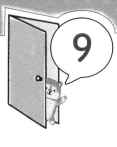

9 がんのリハビリテーション

がんの治療によって、損なわれた身体機能を回復するために行います。
症状や状態によってリハビリテーションの目的や方法は変わってきま
す。主治医の許可をとった上で適切な運動を行うことは効果的です。

がんのリハビリテーション

　手術療法や薬物療法、放射線療法を受けたあとは、身体機能が落ちたり、
損なわれたりすることがあります。体への影響に対する回復力を高め、残っ
ている体の能力を維持して向上させるため、行うのがリハビリテーション
です。リハビリテーションは早期の社会生活への復帰を促し、その人らし
い生活を送る助けになります。

　一般的なリハビリテーションは、体に障害が起きたときに行うことが多
いのですが、がんの場合は、「予防的リハビリテーション」といって、治
療による合併症や後遺症を予防するために、治療開始前や治療直後に行う

がんの病期別リハビリテーションの目的

がんと診断され たとき	治療を開始	再発・転移が起 きたとき	症状緩和を目的に医 療を行うとき
予防的 リハビリテーション	**回復的 リハビリテーション**	**維持的 リハビリテーション**	**緩和的 リハビリテーション**
がんと診断された 直後から治療前に 開始し、障害の予 防を目的とする	機能障害や、筋力・ 体力の低下をでき る限り回復するこ とを目的とする	がんが増大し機能 障害が進行しつつ ある人の、運動能 力の維持・改善を 目的とする	患者本人の要望を尊 重しながら、身体的、 精神的、社会的にも 生活の質を高く保つ ことを目的とする

国立がん研究センターがん情報サービス「がんとリハビリテーション医療」を参考に作成

ことがあります。また、治療の時期に応じて、48ページの図のようなリハビリテーションを行います。

手術とリハビリテーション

　手術前や、手術直後からリハビリテーションを行うことで、下記のようなメリットがあります。

　① 手術による合併症を予防

　② 後遺症を最小限に抑える

　③ 手術後の回復をスムーズにする

　④ 早期の退院を促す

　自発的にできることとしては、主治医が認めた場合、手術後の早い時期からベッドで起き上がって座ったり、病室内を無理のない範囲で歩いたりすることも有効です。

薬物療法・放射線療法とリハビリテーション

　薬物療法や放射線治療の治療中・治療後にも、筋力の低下や身体機能の低下が起こりやすくなるため、運動によるリハビリテーションが大切です。治療中から運動を開始すると効果が高いとされているので、体調を見ながら、無理のない範囲で体を動かしておきましょう。

治療中に行うと効果的な運動

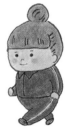

ウォーキングなどの有酸素運動

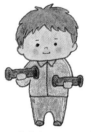

筋力トレーニング

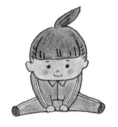

ストレッチ

49

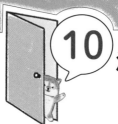

10 治療が困難ながんを告げられたとき

不治の病ではなくなってきたがんですが、現時点の医療では治癒が難しい場合もあります。そんなときには、専門家の力を借りたり、同じ悩みを抱えた仲間や家族に話を聞いてもらったりしましょう

自分らしい選択をするために

医療は日進月歩で進化を続け、新しい治療法が提案されたり、新しい薬が開発されたりしています。まずは、治療についてどのような選択肢があるのかを知ることが大切です。難治性のがんでは、標準治療だけでなく、「先進医療」や「治験」などが検討されることもあるでしょう。そのとき、どのような治療を続けるのか、他にどのような選択肢があるのか、自分自身で納得した上で決めることが大切です。

専門家の力を借りよう

どのような選択がよいのか、ひとりで悩む必要はありません。医師はもちろん、周りの医療スタッフなども、あなたを支えたいと思っています。がん診療連携拠点病院には、がんに関する相談窓口として「がん相談支援センター」（→ P.57）があるので、まずは相談してみるとよいでしょう。ここでは、看護師、ソーシャルワーカー、心理士などが相談員として対応してくれます。電話や匿名でも相談することができます。

同じ悩みをもった仲間の話を聞く

がんと診断された人や治療中の人、再発した人など、がんを体験し乗り越えてきた人を「がんサバイバー」といいます。がんサバイバー同士がサポートし合うことを「ピアサポート」（→ P.143）といって、地域や病院で

がんサロンや患者会などを開催していたり、インターネットや電話相談など様々な形でサポートしたりしています。

　他のがん体験者の話を聞くことは、自分自身の病気や治療との向かい合い方の参考になる可能性があります。AYA世代の場合には、なかなか同じような仲間を見つけるのは難しいかもしれませんが、体験者の話を聞いてみたい、情報を得たいなどと思ったら、まずはがん相談支援センターに相談してみましょう。

緩和ケアについて

　緩和ケアとは、がんの告知や治療などで患者さんが感じる心と体の痛みを和らげるケアのことです。終末期の患者さんのためと誤解されることが多いのですが、がんの診断時はもちろん、治療中も含めてすべての患者さんが対象です。

● 緩和ケアの定義

　WHO（世界保健機関）では、「緩和ケアとは、生命を脅かす病に関連する問題に直面している患者とその家族のQOLを、痛みやその他の身体的・心理社会的・スピリチュアルな問題を早期に見出し的確に評価を行い対応することで、苦痛を予防し和らげることを通して向上させるアプローチである。」* と定義しています。これまでは、緩和ケアはがん治療が終わった患者さんに行うものという認識でしたが、現代では、緩和ケアは診断時から治療と一緒に行う、という考え方になっています。治療中の痛みに対する緩和や、副作用への予防と対処、気分の落ち込みに対する心理的支援なども緩和ケアです。早い段階から緩和ケアを併用することで、QOL（Quality of Life：生活の質）が高まり、その人らしい毎日を過ごせることにつながります。

　＊大坂 巌, 渡邊 清高, 志真 泰夫, 倉持 雅代, 谷田 憲俊, わが国におけるWHO緩和ケア定義の定訳―デルファイ法を用いた緩和ケア関連18団体による共同作成― , Palliative Care Research, 14(2), 61-66, 2019.　https://www.jstage.jst.go.jp/article/jspm/14/2/14_61/_article/-char/ja

がんとの向き合い方もひとそれぞれ

（30代 男性　直腸がん）

　がんの診断を受けて、動揺しない人はいないと思いますが、私もがんと告知された日はかなり動揺し、呆然としたまま帰宅しました。その日は何も考えられずに過ごしたことを覚えています。

　その後、検査が済んで治療について話が具体的になってくると、少しずついろいろなことを考えられるようになってきました。そして、周りの人たちにがんになったことを伝え始めると、心配した友人たちからいろいろな励ましやアドバイスをもらいました。

　がんであることがわかり、これからどうしていけばいいのかわからずに落ち込んでばかりいたときに、特に、同じ病気を経験した友人たちからがんとの向き合い方を教えてもらい、本当に助けられました。

　ある友人は、自分のなかにヒーロー（アニメのヒーローなど）がいるのだと思い、そのヒーローががんをやっつけてくれているのだというイメージをもつことで、がんと向き合っていくことにしたそうです。

　一方、がんも自分の体の一部であるのだからうまく付き合っていきたいと、お互いに害をなさずに共存していくイメージでがんと向き合ったという友人もいました。

　私の場合は、がんと戦うイメージをもつことで気持ちを強く前向きにすることができました。

　「戦う」と「共存」という真逆のイメージですが、自分の中のがんという存在に自分が向き合うことができたときに、落ち込みから立ち上がれるのではないかと思いました。

第**2**章
学校のこと

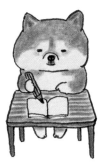

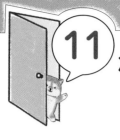

11 治療中の学校生活はどうなるの？

学生ががんの診断を受けると「学校に通えなくなるの？」と不安になるかもしれません。学業の中断を余儀なくされている患者さんは多い状況ですが、継続するための方法を探していきましょう。

みんな将来のことや学業について不安を抱いている

厚生労働省の「総合的な思春期・若年成人（AYA）世代のがん対策のあり方に関する研究」班が、2016年にAYA世代のがん患者さんを対象に実施した実態調査によると、15〜19歳の教育を受ける時期にがんになった患者さんは、病気や治療そのものよりも、将来のことや学業のことに不安を抱いていることがわかります。

国立がん研究センターがん対策情報センターが2019年に実施した「小児患者体験調査」では、中学生では約5割、高校生では約7割が「休学」「退学」という形で、がんのために学業の中断を余儀なくされ、治療に専念せざるを得なかったという実情が明らかになっており、AYA世代で学生のがん患者さんの不安を裏づけるようなデータとなっています。

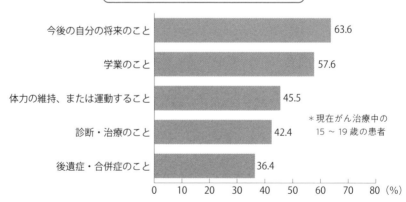

現在治療中の患者の悩みベスト5

	(%)
今後の自分の将来のこと	63.6
学業のこと	57.6
体力の維持、または運動すること	45.5
診断・治療のこと	42.4
後遺症・合併症のこと	36.4

＊現在がん治療中の15〜19歳の患者

厚生労働科学研究「総合的な思春期・若年成人（AYA）世代のがん対策のあり方に関する研究」班の全国調査（2015〜2017年）を参考に作成

学業の継続をあきらめたという理由は「通院や治療のための学習の時間の確保が難しい」「健康や体力に自信がない」が上位ですが、「学業の継続を支援する制度がわからなかった」という声もあがっています。

　このような状況を改善するため、入院中・療養中の教育支援、退院後の学校・地域での受け入れ体制の整備など、教育環境の整備が各方面で始められています。

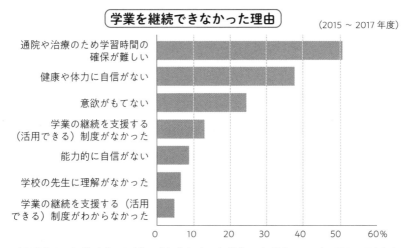

AYA世代がん患者の就学状況

■ 調査協力者の背景（診断時の就学状況）　　総数　513人

小学校　242人	中学校　129人	高校 105人	その他 37人

■ 転校・休学・退学を経験したと回答した人の分布

	小学校	中学校	高校	その他
転 校	167（81.1%）	70（59.3%）	14（17.5%）	7（19%）
休 学	34（16.5%）	43（36.4%）	49（61.3%）	19（53%）
退 学	1（0.5%）	1（0.8%）	7（8.8%）	7（19%）
その他	4（1.9%）	4（3.4%）	10（12.5%）	3（8%）

国立がん研究センターがん対策情報センター「小児患者体験調査」（2019年度実施）を参考に作成

学業を継続できなかった理由

（2015〜2017年度）

通院や治療のため学習時間の確保が難しい

健康や体力に自信がない

意欲がもてない

学業の継続を支援する（活用できる）制度がなかった

能力的に自信がない

学校の先生に理解がなかった

学業の継続を支援する（活用できる）制度がわからなかった

0　　10　　20　　30　　40　　50　　60%

厚生労働科学研究「総合的な思春期・若年成人（AYA）世代のがん対策のあり方に関する研究」班の全国調査（2015〜2017年）を参考に作成

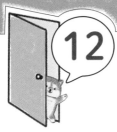

12 治療と学業の両立に悩んだら まずは相談しよう

学生のAYA世代のがん患者さんの多くが、がんのために学業の中断を余儀なくされていますが、治療と学業を両立させるための相談先はたくさんあります。まずは相談してみましょう。

相談窓口は意外と多くあることを知ろう

　がんの治療と学業を両立させたい場合、まずは、両親や在籍している高校の先生に相談します。経験がないという理由で、在籍している高校の先生に相談にのってもらえないケースもあります。その場合はぜひ、がん相談支援センターや、スクールカウンセラーに相談してみましょう。他にも、病院内や特別支援学校などでも相談にのってくれる人がいることを覚えておきましょう。

● 高校

　担任の先生だけではなく、校長、教頭、スクールカウンセラー、スクールソーシャルワーカーなどにも相談できます。

● 特別支援学校

　院内に設置されている病院もありますが、院外の特別支援学校から先生が病院や自宅に訪問し、教育を受けることができます。高校生で病院内に小・中学校しかない場合でも、学業の継続の相談ができます。

● 教育委員会

　現在、病院が学校と共同して教育の提供を行っていますが、自校の生徒が入院するという経験を持つ学校や先生は、それほど多くありません。そこで、ある程度の経験をもつ教育委員会の職員がコーディネーターとして関係者を主導し、円滑に調整している行政があります。

● 病　院

　病院内には、医師、看護師の他に、心理士、ソーシャルワーカー、がん

相談支援センターのスタッフ、ボランティアなど相談できる人が多くいます。特に、ソーシャルワーカーは、療養中の心理的・社会的問題の解決や調整援助、退院のための援助、社会復帰への援助などを行っています。入院中に不安なことがあれば、看護師や主治医を通じてソーシャルワーカーに相談するとよいでしょう。また、生活に関する小さな不安などは、年齢の近いボランティアなどに話すことで解消されることが多いようです。

● がん相談支援センター

全国のがん診療連携拠点病院などに設置されている相談窓口です。施設によって「医療相談室」「地域医療連携室」「患者サポートセンター」などの名称が併記されていることもあります。

がんについて詳しい看護師や、生活全般の相談ができるソーシャルワーカーなどが、相談員として対応しています。患者本人の悩みだけでなく、家族や、その病院に通っていない地域の人でも無料・匿名で利用できます。面談や電話で相談を受け付けています。

● 患者会・患者サロンなど

患者さん同士が交流できる場として、患者会や患者サロンがあります。患者会などに関する情報は、インターネットで調べることができます。住まいの近くのがん診療連携拠点病院のがん相談支援センターに問い合わせると、地域の患者会の情報を得ることができます。最近では、インターネット上の「患者コミュニティーサイト」でも、患者さん同士の交流が盛んに行われるようになっています。

患者会で、治療や生活に関する情報を紹介してもらったり、他の患者さんの話を聞いたりすることで、「悩んでいるのは自分ひとりじゃない」と気持ちが少し楽になるかもしれません。

学業継続や進路について相談できる場所はたくさんあるよ

13 入院中の治療と学業の継続

特に高校生は治療のため学校を休んでいると、不安な気持ちでいっぱいになるでしょう。進学をあきらめる必要はありません。ひとりで悩まず、周囲と協力しながら、復学や進学の準備をしましょう。

高等学校段階の教育支援には様々な課題がある

　小・中学校と比べ高校は、義務教育ではないということもあり、治療と学業の両立支援の体制整備が十分に進んでいないのが現状です。また、地域や学校によって整備の差が大きいという問題もあります。整備が進まない背景としては、次のような課題があげられます。

> ❶ **学びの場の確保が難しい**
> →入院中に通える高等部まである特別支援学校や、高等学校段階の院内学級の数が少ない
>
> ❷ **学籍を移す必要がある**
> →特別支援学校などで教育や訪問教育を受けるためには、入院前から通っている高校を退学しなければならないため、退院後に元の学校に戻れるという保障がない
>
> ❸ **単位の読み替えが難しい**
> →義務教育の小・中学校とは異なり、特別の教育課程を定めるのが困難であり、特別支援学校から元の学校に復学できても入院中の学びが単位認定されず、進学・卒業認定に影響することがある

　このような制度に関する課題の他にも、高校生という多感な時期に大きな病を経験するという困難さがあります。親からの自立が始まり、人間関係の重点が友人に移行していくなかで、友人たちから物理的に切り離されることは周囲の大人たちが想像する以上につらいものです。

担任の先生がお見舞いに来たときに、励ますつもりでいった「学校のことは気にしないで、治療に専念してください。留年しても卒業はできますよ」という言葉に傷ついたという声もよく聞かれます。多くの高校生がん患者さんは、「友だちと一緒に卒業したい」という願いを抱いています。「治療に専念して1年くらい遅れても……」とは簡単に思いきれないものです。

高等教育段階の学びの場について

　入院中の高校生の学習継続の難しさについて触れましたが、こうした現状のなか、なんとか高校生の学びを保障すべく様々な手だてが工夫されています。

　その1つに、特別支援学校があります。特別支援学校は、病院が所在する地域における教育的ニーズのある子どもたちへの支援について、各学校に必要な助言や指導を行うことや、地域の教育相談を受けることなどの役割を果たします。実際にどのようなサポートが受けられるのかは各特別支援学校によって様々です。

　まずは、治療を受ける病院の医師・看護師、ソーシャルワーカーなどの病院スタッフに下記のことを確認してみるとよいでしょう。

治療を受ける病院で確認しておきたいこと

・病院内に特別支援学校の分校や、分教室はあるか
・病院内で特別支援学校の訪問教育を受けられるか
・病院内で、病室と高校の教室などをオンラインでつなぎ、リアルタイムで授業を受けた患者はこれまでにいたか
・高校などで行われた授業を録画し、病室で視聴した患者はこれまでにいたか

特別支援学校のセンター的機能とは

　現在、高校生のがん患者さんへの教育の提供は、主に病院が学校と共同して行っています。しかし、自校の生徒が治療や入院するという経験を持つ学校はまだ少ないため、ある程度の経験を持つ特別支援学校の先生や、教育委員会の職員などがコーディネーターとして間に入り、両者をつなぐセンター的機能を果たすという取り組みが進められています。

　コーディネーターは、生徒が在籍している高校の先生による訪問教育や、病院の院内学級による教育支援の調整などの他に、近年では、遠隔教育の支援も積極的に行っています。

特別支援学校がコーディネーターとなる例

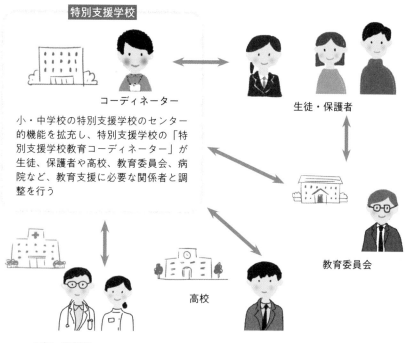

特別支援学校

コーディネーター

生徒・保護者

小・中学校の特別支援学校のセンター的機能を拡充し、特別支援学校の「特別支援学校教育コーディネーター」が生徒、保護者や高校、教育委員会、病院など、教育支援に必要な関係者と調整を行う

教育委員会

高校

医師・看護師

高校の遠隔授業について

　新型コロナウイルス感染症流行の影響で、遠隔教育の普及が進み、がん患者さんの学習機会もますます広がってきています。

　ICT（情報通信技術）を活用した遠隔教育は2015年に制度化され、病室と生徒が在籍している高校の教室などをオンラインでつなぎ、リアルタイムで授業に参加することで出席とみなされるようになりました（同時双方向型遠隔教育）。

　リアルタイムでのオンライン授業には、以前は取得単位数の上限が設けられていましたが、2020年にその上限を超えることが認められ、今後、同時双方向型遠隔教育の推進がますます期待されています（「単位修得数等の上限の緩和」学校教育法施行規則改正）。

　環境設備が不十分である、遠隔授業では黒板が見えにくいなど、課題もまだ多くありますが、高校生のがん患者さんが、学校とつながりを持ち、友達と共に学校生活を共有できることは、闘病中の大きな支えとなります。他にも、各地域や学校で様々な取り組みがされているので、無理なく自分に合ったペースで学業を継続する方法を探してみてください。

第2章　学校のこと

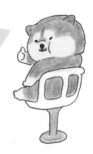

遠隔教育の普及により、学校とつながりを持てるようになりました。そのことは、患者さんの闘病中の大きな支えとなっています

特別支援学校の授業を受けるための手続き

　特別支援学校（分校・分教室、訪問教育）の授業を受けるためには、退院後の復学を前提に、現在通っている高校から特別支援学校に一時的に転校する必要があります。特別支援学校に転籍した場合に、原籍校にもどれるかどうかは保証されていません。転校の手続きの前に、復学の条件については、保護者が確認する必要があります。

　患者さん本人に、治療を受けながら学習を継続したいという意思がある場合、子どもの意欲を保護者から高校の先生にきちんと伝えましょう。

　その際には、治療に関してまずは下記の点を医師に確認しておき、その内容を先生に伝えるとよいでしょう。

治療について確認し、先生に伝えておきたいこと

・診断名
・治療法の選択肢とそれぞれの治療内容
・全体での治療期間の目安、入院治療期間の目安、入院時期
・退院後の治療について（外来か入院か）
・治療と学習継続の両立が可能な病状か　など

　転校の手続きは、学習面、生活面ともに、特別支援学校の先生が主体となって行います。復学後の進級・卒業や進学などを見通して、どの科目を優先的に勉強するかは、高校によって、履修科目や単位数が異なるため、現在通っている高校と特別支援学校間で相談して決めます。

特別支援学校への転校手続きの流れ ＊東京都の例

保護者	主治医	特別支援学校	教育委員会
本人の意思を確認し、病院の担当者に、転校希望を申し出る	入院治療中に学習が可能な病状かを判断し、学習を許可する	病院の担当者から、主治医の許可が得られたことが伝えられる	特別支援学校から連絡を受け、保護者に転校の意思を確認し、事務手続きを開始する

復学時に注意すべきこと

　復学が決まったときは、うれしさの反面、不安なことも多いものです。復学前に、学校生活を送る上で心配に思っていることを主治医や看護師に相談し、今の自分の状況をあらかじめ教職員に伝えておくと復学がスムーズになります。学校生活でどのような配慮があると助かるのか、治療の影響による外見の変化などについて、クラスメイトにどのように話すのかなど希望を伝えておくとよいでしょう。

　脱毛など、以前との見た目に違いがあることで復学に不安を覚える人もいます。どのような見た目（ウイッグにする？　帽子を使う？　化粧をする？　そのまま？）で復学するのか、また病気や見た目のことを周りに説明するのか、しないでおくのかなど、自分が楽な気持ちで復学できる方法を、家族や医療スタッフと相談しておくとよいでしょう。その上で、担任や養護教諭、大学生の場合は学生生活課などに、校則や学校内の規則との兼ね合いや、周囲への説明の要不要、付き合い方について相談しておきます。周りに自分の希望が伝わり、こちらの期待するような態度をとってもらうにはどのように説明すればよいのか考えておきましょう。

第2章　学校のこと

復学後の生活について医師に確認しておきたいこと

・退院後すぐに復学（通学）は可能ですか？

・退院直後は在宅療養になりますか？　在宅療養期間はどれくらいですか？

・退院後に通院する必要がありますか？　通院の頻度・通院期間の見通しはどうなりますか？

・治療による合併症の可能性はありますか？　あるとすればどのようなことですか？　対処法はどうすればよいですか？

・運動制限（体育の授業・体育祭・部活動など）はありますか？

・校外学習の制限（修学旅行など）はありますか？

・感染症対策（通学時のバス・電車利用、文化祭の参加、テストや受験など）としてはどのようなことに注意すればよいですか？　　　　など

63

大学や専門学校への進学を考える場合

　病気や治療の影響で、高校への通学が難しくなっても、通信制高校や定時制高校で学習を続け、進学する方法があります。

　また、治療後に何らかの健康問題が生じた人が、大学入学共通テストを受験する場合には、「受験上の配慮」を受けることができます。

　「受験上の配慮」とは、病気や負傷などのために、受験に際して配慮を希望する志願者に対し、個々の症状や状態等に応じた受験上の配慮を行うことです。解答方法や試験時間、試験室や座席、試験時間中の動作に関する配慮などが細かく定められており、たとえば、試験時間中の薬の塗布や服用、帽子を着用した状態の写真を受験票に使用することなどが許可されています。

　独立行政法人大学入試センターのウェブサイトから「受験者・保護者の方」の中の「障害等のある方への受験上の配慮について知りたい」ページで確認できるので、自分に当てはまる項目を調べてみましょう。

　病気や治療によって高校を卒業することがかなわなかった場合は、「高等学校卒業程度認定試験（旧大学入学資格検定＝大検）」を受けることができます。この試験を受けることで、高校卒業者と同等以上の学力があると認定され、大学、短大、専門学校の受験資格が与えられます。試験の詳細については、文部科学省のウェブサイト「高等学校卒業程度認定試験」のページから情報を得ることができます。

　進学後の生活については、多くの大学や専門学校が、受験生に向けてオープンキャンパスや学校説明会を開催しているので、それらの機会に、入試や入学後の生活で、必要な支援や配慮が受けられるかどうかを相談してみるとよいでしょう。

　病気や後遺症などで困難なことがある場合に、相手に過度な負担のない範囲で解消・調整することを「合理的配慮」と呼びますが、皆さんには合理的配慮を受ける権利があります。

がんの治療中は、1コマの授業を通して参加することや、定期的に出席することが体力的に難しいなど、様々な困難があります。これらに対して、授業の録音や板書の写真撮影、体調不良時の中途入退室の許可などの合理的配慮を受けられます。

合理的配慮は、独立行政法人日本学生支援機構（JASSO）のウェブサイトに公開されている「合理的配慮ハンドブック」に詳しく解説されています。教職員向けの情報にはなりますが、学校生活で学校側が配慮すべきこと、受けられる支援などが掲載されているので、調べてみましょう。

また、各大学には、病気や障害のある学生を支援する部署が設けられているので、困ったことがあった際には、まずは大学の健康管理センターや、大学の事務担当者に尋ねてみましょう。

学生の AYA 世代がん患者さんが知っておきたい言葉について、少し補足しておきます。

● **病弱教育**：病気療養中の子どもたちを対象にした教育です。日本の教育制度上は特別支援教育の一環として「病弱・身体虚弱教育」として位置づけられています（略して「病弱教育」）。病弱とは、教育行政上使用される概念です。

● **特別支援教育**：がんの療養中の教育は「特別支援教育」なの？と思われるかもしれません。何らかの事情により、通常学級で授業を受けられない子どもたちを支援する教育は、かつて「特殊教育」と呼ばれ、違う教室などで授業が行われていました。しかし、近年、通常の学級に様々な困難を抱え、支援を必要とする子どもたちが増えたことに伴い、通常の学級に在籍する子どもたちを含めた「特別支援教育」がスタートしました。がんの病気療養中の子どもたちへの支援もこの特別支援教育に含まれています。

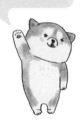

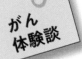

帽子を許可してくれなかった先生

（10代女性　白血病）

　がんである、ということがわかったのは高校3年生の春ごろでした。最初は風邪程度の体調不良を疑って病院にいったのですが、精密検査が必要だといわれ、紹介された大きな病院で検査を受けました。

　がんと診断された後は、手術などで入院が必要になるので学校は休まなければならなくなりました。

　幸い手術は成功して10日ほどで退院することができたのですが、引き続き通院で抗がん剤治療をすることになりました。抗がん剤治療は定期的に間をあけて行うのですが、治療直後はものすごく体調が悪くなるため、学校も休まなければなりませんでした。それでも、単位取得のためにできる範囲で、治療をしながら通学を続けました。

　しかし、抗がん剤治療を続けていると様々な副作用がでてきます。特に気になったのが脱毛です。それでなくても女子にとっての髪の毛は大事なものです。必要な治療とはいえ、かなりつらいものがありました。

　普段は帽子をかぶったり、ウィッグをつけることでカバーできるのでよかったのですが、1人だけ融通のきかない先生がいて、事情はわかっているにもかかわらず、授業中に帽子を被っているのはマナー違反だといって、帽子のまま授業を受けることを許してくれませんでした。ウィッグをつけていても、自分の髪の毛ではありませんから、どうしても違和感があります。それをクラスメートの目にさらされるのは苦痛です。高校生の自分には先生に反抗するだけの強さはありませんでした。

　私のように嫌な思いをせずに、通学や授業を受けられる環境になってほしいと強く思いました。

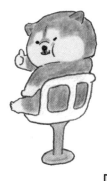

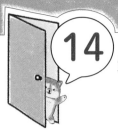

14 新しい職場への就職活動

はじめての就職。がんばって就職活動をして仕事を始めても、治療や病気のことなど様々な理由でストレスを抱え、早々に退職などということにならないように、働く目的や意義を整理しましょう。

新卒で就職活動する場合は

がんの治療を続けながら就職活動するにあたって大事なことは、自分にあっている仕事を選ぶことです。無理をしないで自分の体調のペースでできる業種の選択や業務内容を探していきましょう。自分は何がしたいのか、得意なことは何か、自分が働く目的や意義を整理しておきましょう。

自分の体調と相談する

がんの治療を受けると、疲れやすさや免疫力の低下、集中力や判断力の低下など、様々な症状が現れます。気がかりなことがあれば、主治医や看護師、がん相談支援センターなどで相談してみましょう。

治療については、どのぐらいの頻度で通院することになるのかなど、今後の治療状況はもちろん、体調の見通しなど自身の状態を把握しておくことも大切です。

職場環境について知っておく

職場では、治療を続けていくために利用できる社内制度の有無などを企業説明会で人事担当者に聞いてみるのもよいでしょう。インターンシップ制度のある会社ならば、それを利用するのもよいでしょう。職場の雰囲気を知ることもできますし、制度や設備について確認できます。

病歴を伝えたほうがよいのか？

　病歴は個人情報なので、必ずしも伝える必要はありません。病歴を伝えることにはメリットもデメリットもあります。採用や就職後のことにも関係してきます。ただ、伝え方によってはそれが強みとなることもあります。たとえば、「体調との関係で土日だけ働きたい」と伝えたら、土日だけ働いてほしい企業とマッチするかもしれません。しっかりと自分のできることをアピールすることが大切です。

病歴開示のメリットとデメリット

	メリット	デメリット
病歴を伝える	病気の体験が志望動機の説得力アップにつながる	採用選考や職種選択などで不利な扱いを受けることがある
	病気を伝えたときに真剣に話を聞いてくれるかどうかなどで、志望先との相性を見極められる	病気に対して理解のない面接官の態度や言葉で傷つくことがある
	就業時の配慮をお願いして安心して働ける	
	病歴を言わないことによる罪悪感がなくなる	
病歴を伝えない	採用選考時に不利な扱いを受けることがない	就職してから配慮を受けることが難しくなり、継続して働くことが困難になることもある
	同世代の他の人と同様な対応を受けられる	体調不良を言い出せずに、職場で不本意なマイナス評価をされる可能性がある

国立がん研究センターがん対策情報センター「就職活動応援ガイド」を参考に作成

　病歴を伝えたほうがよいのか、伝えないほうがよいのか、自分なりに、メリットとデメリットをよく考えた上で、じっくりと就職活動をしてください。

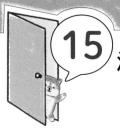

15 治療しながら仕事を続けるには

がんになったからといって、仕事を辞める必要はありません。入院中は休職しますが、治療のために通院しながら仕事を続けるがん患者さんが増えています。体調と相談して職場復帰することも可能です。

働く世代のがんの罹患率

　がん患者さんの約 3 人に 1 人は、20 代から 60 代で罹患しているといわれています。その中で、治療のために通院しながら仕事をしているがん患者さんは、男女合わせて 49.9 万人ほどといわれ年々増加傾向にあります。男性の患者さんよりも女性の患者さんのほうが多いというデータもあります。

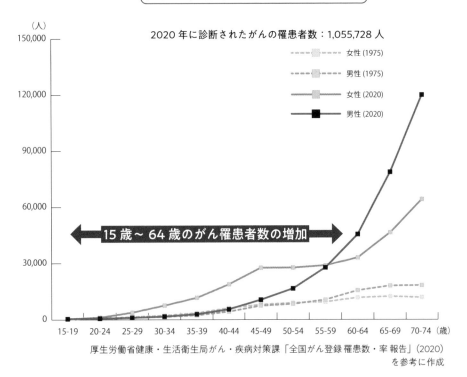

性別・年齢階級別がん罹患者数の比較

2020 年に診断されたがんの罹患者数：1,055,728 人

- 女性 (1975)
- 男性 (1975)
- 女性 (2020)
- 男性 (2020)

15 歳〜 64 歳のがん罹患者数の増加

厚生労働省健康・生活衛生局がん・疾病対策課「全国がん登録 罹患数・率 報告」(2020)
を参考に作成

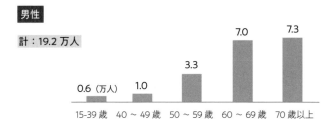

仕事を持ちながらがんで通院している人

男性

計：19.2 万人

0.6 （万人）　15-39 歳
1.0　40 ～ 49 歳
3.3　50 ～ 59 歳
7.0　60 ～ 69 歳
7.3　70 歳以上

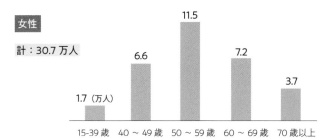

女性

計：30.7 万人

1.7 （万人）　15-39 歳
6.6　40 ～ 49 歳
11.5　50 ～ 59 歳
7.2　60 ～ 69 歳
3.7　70 歳以上

＊入院者は含まない
＊調査の前月に収入を伴う仕事を少しでもしたことを「仕事あり」とし、被雇用者の他、自営業主、家族従事者等を含む。無給で自家営業の手伝いをした場合や、育児休業・介護休業のため、一時的に仕事を休んでいる場合も「仕事あり」とする

厚生労働省「2022 年国民生活基礎調査」をもとに厚生労働省健康局が特別集計したもの

がんと診断されたあとの就労の状況

　国立がん研究センターによると、がんと診断されたときに、仕事をしていた人の割合は、42.5％でした。がんの診断を受けてから退職などをした人は18.4％で、最初の治療をするまでに退職などをしたのは55.8％にもなります。その後、再就職や復職を希望していても就職できずにいる人は18.3％です（→ P.72）。

　患者さんは、がんと診断されると精神的にも不安になり、「毎日通勤できるのか」「仕事を続けていくことができるのか」「治療に専念したほうがいいのか」「体力がもつのか」など様々な不安を抱えます。しかし、退職という選択をする際には、いろいろな人の意見を聞いてじっくり考えて決めるようにしましょう。

がん患者・経験者の就労の状況

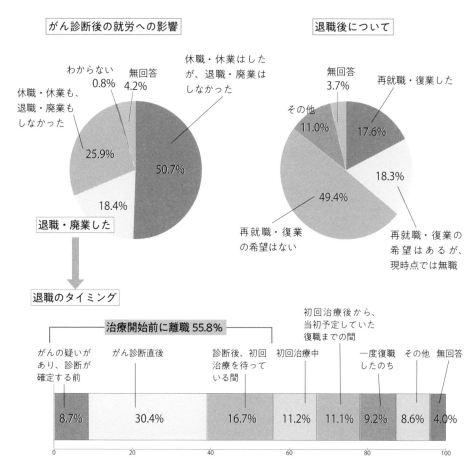

がん診断後の就労への影響

- わからない 0.8%
- 無回答 4.2%
- 休職・休業はしたが、退職・廃業はしなかった 50.7%
- 休職・休業も、退職・廃業もしなかった 25.9%
- 退職・廃業した 18.4%

退職後について

- 無回答 3.7%
- 再就職・復業した 17.6%
- その他 11.0%
- 再就職・復業の希望はある が、現時点では無職 18.3%
- 再就職・復業の希望はない 49.4%

退職のタイミング

治療開始前に離職 55.8%

- がんの疑いがあり、診断が確定する前 8.7%
- がん診断直後 30.4%
- 診断後、初回治療を待っている間 16.7%
- 初回治療中 11.2%
- 初回治療後から、当初予定していた復職までの間 11.1%
- 一度復職したのち 9.2%
- その他 8.6%
- 無回答 4.0%

国立がん研究センター「2023年度患者体験調査報告書（速報版）」（厚生労働省委託事業）を参考に作成

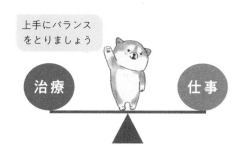

上手にバランスをとりましょう

治療　仕事

退職を勧められたら辞めなければならない？

　多くのがん患者さんが、治療をしながら仕事を続けている一方、会社側から退職を勧められるというケースもあります。

　会社が従業員に対して、退職の働きかけを行うことを退職勧奨と言いますが、本人に退職する意思がない場合は、会社に対して「私は退職しません」とはっきり言うことが大切です。退職勧奨は、合意解約の申し込み、あるいは誘導にすぎないため、従業員にはそれに応じる義務はありません。

　退職や転籍のように、本人の身分が変更になる人事措置については、就業規則などに記された制度に基づかない場合には、当事者が「同意」していることが必要になります。現在の職務を十分に遂行できる状態であるのに、退職を勧められたとしたら適切な措置とは言えません。また、会社の病欠や休職の制度を使いながら働くことは、労働者としての当然の権利です。

　まずは、主治医に相談し、今後の治療のスケジュールや体力回復の見通しなどについての詳しい情報を得ましょう。それらの情報をもとに、今後の仕事と治療の両立について、会社側としっかり話をする機会を持つことが大切です。

　一方で、がんの治療によって体力が想像以上に衰え、治療前に希望していたように働くのが困難なこともあります。職場への復帰に関して、職場とどのように話し合っていけばよいか、がん相談支援センターの相談員に助言をもらうとよいでしょう。職場に産業医がいる場合には、産業医と連携しながら対応を一緒に考えます。

　話し合いをしても、状況がよくならない場合は、都道府県労働局の総合労働相談コーナーなどの相談窓口に相談しましょう。無料で、個別相談や解決援助サービスが受けられます。派遣契約を打ち切られる、異動を命じられるなど、不本意なことが起こったときは、ひとりで悩まずに周囲の協力してくれそうな人に相談したり、行政を頼りましょう。

16 職場で周囲の理解を得るために

がんの治療をしながら仕事を続けていると大変なこともあるでしょう。
仕事を続けるには、上司や同僚からの理解や協力は不可欠です。まずは、
信頼できる人に相談してみることが大切です。

職場で病気を公表する

　がん患者さんの多くが、治療をしながら仕事を続けていますが、自分が
がんであると公表することで、特別視されたり、場合によっては差別され
ることもあるかもしれないと不安を感じてしまうかもしれません。

　しかし、治療と仕事を両立させていくためには周囲の人々の理解が不可
欠ですし、ある程度話しておくことで、仕事と治療の両立がスムーズにな
ることもあります。また、会社には、労働安全衛生法により、労働者の生命・
身体が業務上の危険から守られるよう企業が配慮しなければならないとい
う「安全配慮義務」があります。社員が心身の健康を害することを会社が
予測できた可能性（予見可能性）があり、それを会社として回避する手段
があったにもかかわらず（結果回避可能性）、手段を講じなかった場合に、
安全（健康）配慮義務違反となります。そのため、手術で休職が必要であっ
たり、通院のために勤務時間を調整してほしいなどの従業員としての配慮
が必要な場合には、会社にきちんと伝える必要があります。

伝達の時期と内容の目安

入院・治療前	入院・治療中	復職前	復職後
・休職を必要とする期間、治療や検査の予定や見通しを職場に伝える	・必要に応じて、現状や今後の治療の見通しなどを報告	・復帰可能な時期を報告 ・復職に向けた段取りを確認 ・職場で病気を公表する範囲などを相談	・業務量や勤務時間、配慮が必要な事項などについて相談

病気のことを誰にどう伝えるか

　病気のことを公表するのは簡単ではないでしょうし、誰に相談すればよいのか悩むかもしれませんが、「誰に」「何を」伝えるのかを事前に整理しておくと、実際に関係者と話をする際に、落ち着いて対応できるでしょう。

［直属の上司］

　一般的に、直属の上司には、制度や休暇の調整だけではなく、職場の各関係機関（人事や他部署、産業保健スタッフなど）との連絡調整の役割があります。また、部下の状態に注意を向け、安全配慮を現場で行う役割も担っています。「病名」を必ず言う必要はありませんが、仕事上の悩みや配慮をお願いしたいことなどはこまめに伝えるようにしましょう。

［同　僚］

　同僚（や部下）には病気のことを知らせる義務はありません。「同僚には普通に接してほしい」「男性（女性）ばかりの職場でわかってもらえない」などの状況もあるでしょう。仕事上の配慮を得ることが必要になる場合は

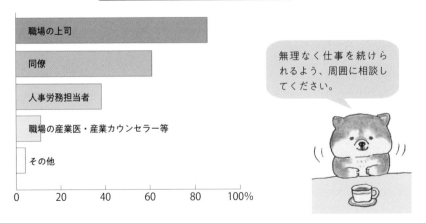

仕事関係者の誰に病気を伝えたか

無理なく仕事を続けられるよう、周囲に相談してください。

厚生労働科学研究「総合的な思春期・若年成人（AYA）世代のがん対策のあり方に関する研究」班の全国調査（2015〜2017年）を参考に作成

伝える、少しずつ情報開示していくなど、職場の雰囲気に応じて対応しましょう。

[人事労務担当者]

　「長期の休暇が必要」「通院のために午後は数時間外出したい」など、職場の制度を利用したいときに、人事部の協力は必要不可欠です。病気が今後のキャリアに影響するかもしれないと、病気のことは伝えるのをためらう人もいますが、様々な負担が生じてかえってマイナスな結果になる可能性もあります。働く上で配慮が必要なことは、きちんと伝えることが大切です。

[職場の産業医・産業保健師など]

　産業医・産業保健師がいる職場はまだ多くはなく、支援体制も会社によって様々ですが、企業内の制度の情報を多く持っている産業保健スタッフは、身近な協力者になってくれるでしょう。まずは相談してみるのもひとつの方法です。

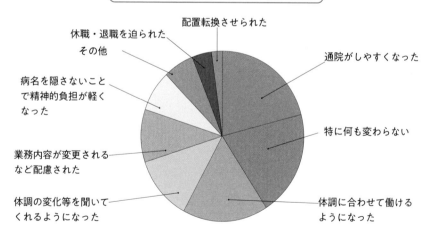

病気を仕事関係者に伝えた後の変化

配置転換させられた
休職・退職を迫られた
その他
病名を隠さないことで精神的負担が軽くなった
業務内容が変更されるなど配慮された
体調の変化等を聞いてくれるようになった
通院がしやすくなった
特に何も変わらない
体調に合わせて働けるようになった

厚生労働科学研究「総合的な思春期・若年成人（AYA）世代のがん対策のあり方に関する研究」班の全国調査（2015〜2017年）を参考に作成

職場における合理的配慮とは

　がん患者さんが「治療と仕事の両立」がしづらい状況になったとき、まずは、自分に原因があると考えてしまいがちです。しかし、働いている環境を少し変えるだけ両立できる可能性があります。がん患者さんが、治療を続けながら職場で能力を発揮するために、職場の環境が障害になっているのであれば、それを過度な負担のない範囲で改善しようという考え方があります。これを「合理的配慮」と言います。

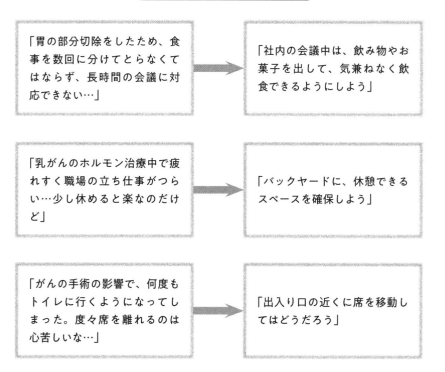

職場における合理的配慮の例

「胃の部分切除をしたため、食事を数回に分けてとらなくてはならず、長時間の会議に対応できない…」 → 「社内の会議中は、飲み物やお菓子を出して、気兼ねなく飲食できるようにしよう」

「乳がんのホルモン治療中で疲れすく職場の立ち仕事がつらい…少し休めると楽なのだけど」 → 「バックヤードに、休憩できるスペースを確保しよう」

「がんの手術の影響で、何度もトイレに行くようになってしまった。度々席を離れるのは心苦しいな…」 → 「出入り口の近くに席を移動してはどうだろう」

東京都福祉保健局「がんになった従業員の治療と仕事の両立支援サポートブック」を参考に作成

たとえば、厚生労働省が示した合理的配慮指針では、「出退勤時刻・休憩に関し、通院・体調に配慮すること」「本人の負担の程度に応じ、業務量を調整すること」「本人のプライバシーに配慮した上で、他の労働者に対し、障害の内容や必要な配慮等を説明すること」などについての具体的な事例が掲載されています。

　治療と仕事の両立が難しいと感じたとき、自分の仕事の内容を考え、自分が困っているのはどんなことなのかを、まずは考えてみましょう。

伝える範囲をあらかじめ決めておく

　婦人科系のがんなど詳しく病状を話したくない場合もあるでしょう。仕事に支障がなければ、必ずしも話さなければいけないことではありません。現在の自分の職場環境や仕事内容、あなた自身がどのような配慮を必要としているかにもよります。「何をどこまで」「いつ誰に」伝えるかを前もってよく考えておきましょう。

　相談された人も社内のどの範囲まで伝えてよいか本人に確認し、本人の意思に反して口外してしまわないように気をつけます。

産業医や会社の相談窓口で相談してみる

　企業によっては、産業医がいる会社もあります。産業医は、従業員の健康管理を行っており、医学的な見地から就業の可否や適性、配慮の必要性などについてのアドバイスします。社内の相談窓口や人事担当者、上司、同僚などに相談してみるのもよいでしょう。

　他にも、がん診療連携拠点病院にあるがん相談支援センターや主治医や看護師などの医療スタッフ、ソーシャルワーカーなど、周囲の人の意見を聞いてみましょう。

17 復職や再就職について

「会社に迷惑をかけるのではないか」と不安になるかもしれません。しかし、仕事を続けることは本人のモチベーションにもつながります。無理なく、自分に合った働き方を考えてみましょう。

無理をしないで段階的に復職する

がんの治療は、病状や本人の状態によって様々です。手術をして入院治療ということになれば、ある程度の休職が必要ですし、通院治療になっても時間的な調整が必要になります。がんの治療によっては長期戦ですので、仕事を続けていくためには、職場の理解と協力が不可欠です。

会社に迷惑をかけているからと、無理をして早く復職したとしても、その後に体調を崩してしまい再度休職しては元も子もありません。治療後は、体力や免疫力などが下がっているので、働き方や仕事の量と療養とのバランスをとれていることが大切です。

復職直後は、遅れを取り戻そうと頑張ってしまうかもしれませんが、仕事を少しずつ増やしていけるように配慮をお願いするとよいでしょう。

自分の現在の体力などがどの程度なのか整理しておくことも大切です。たとえば、電車通勤はできるのか、フルタイムで勤務できるのか、勤務中の休憩は必要か、長時間の立ち仕事はできるのかなど……、人によって状況は様々です。前もって整理しておくことで、復職するときに説明がしやすくなります。

欠勤や休職で仕事に支障をきたさないようにしておく

入院や通院で休職や欠勤となったときに、仕事に支障をきたさないように、前もって上司に相談しておくことも大切です。職場には、病名よりも、どのくらいの休みや配慮が必要か、見通しを伝えることも大切です。担当

医に仕事の内容を伝え、治療が仕事にどのような影響があるのかを、確認しましょう。

　入院する場合は、仕事を頼める人がいればきちんと引き継ぎをしておき、仕事の区切りがついたところで入院する、という手配も大切です。復職については、体調に合わせて復帰できるように上司に相談しておきましょう。

　フリーランスで仕事をしている場合、取引先に正直に伝えるかどうか悩むところでしょう。病名を伝えるかどうかは、取引先とのお付き合いの度合いに左右されます。仕事については、同業者などで手伝ってもらえる人に、業務をカバーしてもらったという人もいます。

再就職先はどのように探す？

　厚生労働省では、がん患者さんなどに対する就職支援事業として、長期療養者就職支援事業（がん患者等就職支援対策事業）を行っています。

　全国のがん診療連携拠点病院の近くのハローワークでは、この就職支援事業を実施しており、再就職活動に利用できる支援のひとつです。様々な情報提供はもちろん、職業訓練も含めた就労支援を行っています。事業を実施しているハローワーク一覧については、厚生労働省のウェブサイトで確認できます。

就職の面接時に病歴は伝えるべき？

　就職活動のときに採用面接試験がありますが、そのときにがんの病歴を伝えるか悩むこともあるでしょう。がんサバイバーであることで、採用に影響するのではと心配してしまうからです。病歴を伝えたことで、「今は髪の毛はあるの？」といった無神経な発言をされたといった話も聞きます。

　採用面接で病歴を伝えることは義務ではありませんので、自分からがんサバイバーであることを伝える必要はありません。面接官が知りたいこと

は、仕事をきちんとこなすことができるかどうかです。ただし、治療を継続する、体調に不安があるなど、企業側に配慮してほしいことがある場合は、「半年に1度、病院に検診に行く必要があるのですが、お休みをいただくことは可能でしょうか？」などと面接時に具体的に伝えておきます。

　また、病歴を伝えておくことで周りの人が協力してくれることもあります。「〜のようにご配慮いただければ、〜のような仕事ができます」と自分にできることをアピールしましょう。

キャリアブランクについて尋ねられたら

　面接試験の際には、治療を受けていた間の就労のブランク（キャリアブランク）について尋ねられることもあるでしょう。病気療養をしていたという状況は伝えますが、病名までは必ずしも伝える必要はありません。ブランクをマイナスのアクシデントととらえて話すより、困難な病気を乗り越える経験をしたことで、自分が精神的に強くなったことや、周囲の人への感謝の気持ちが増したことなどのプラスの面を伝えられるとよいでしょう。

面接時の身だしなみについて

　面接時には、「健康そうで自分らしく見える外見」に整えておくことが大切です。顔色が悪く見えるようなら、男性でもほほ紅を少しつけるとよいでしょう。爪の色が気になり名刺が出しにくいという場合は、肌色に近いマニキュアにつやのないマットタイプのトップコートを併用することで変色を目立たなくできます。

18 就労支援にはどんなものがある？

がんの治療をしながら仕事を続けるのは、精神的にも体力的にも大変なことです。仕事と治療の両立では、利用できる制度は最大限に活用しましょう。

がんと仕事の両立

仕事と治療の両立は難しいという現状をこれまで説明してきましたが、このような状況を改善し、「がんになっても自分らしくいきいきと働き、安心して暮らせる社会」を目指して、国なども就労支援の取り組みを始めています。

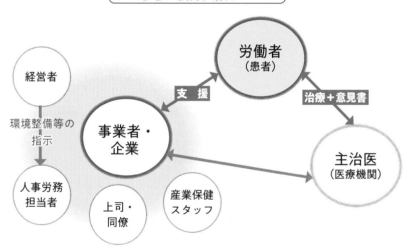

がん患者の就労支援イメージ

厚生労働省「治療と仕事の両立支援ナビ」を参考に作成

仕事と治療の両立支援を受けるには

　がんの治療と仕事を両立させるための支援を受けるには、患者さん本人からの申し出が必要です。その手順は次のようになります。

労働者（患者）	事業者・企業	医師（医療機関）

❶ 仕事に関する情報の提供

労働者（患者）は、治療と仕事の両立支援が必要となった場合、まずは自らの仕事に関する情報について「勤務情報提供書」等を作成して主治医に提供する

産業保健スタッフや、労務管理担当者も必要に応じて協力する

❷ 主治医の意見の提供

主治医は「主治医意見書」等で、支援に必要な以下の情報を提供する

1 症状・治療の状況
2 退院後・通院治療中の就業継続の可否
3 望ましい就業上の措置
4 その他配慮が必要な事項

❸ 主治医意見書の提出

主治医から提出された「主治医意見書」等の情報を事業者に提出し、両立支援を申し出る

❹ 産業医等の意見聴取

事業者は産業医等から意見を聴取し、主治医の意見や労働者本人の要望を勘案し、具体的な支援内容を検討する

入院等による休業を要さない場合の対応	入院等による休業を要する場合の対応

● 両立支援プランの策定

治療をしながら就業を継続するための「両立支援プラン」を策定する

● 休業開始前の対応

事業者は休業に関する制度と休業可能期間、職場復帰の手順等について情報提供を行う。労働者は休業申請書類を提出し、休業を開始する

● 両立支援プランの実行

周囲の同僚や上司に対して、必要な情報に限定した上で可能な限り開示し、理解を得ながら「両立支援プラン」を実行する

●「職場復帰支援プラン」の策定

疾病が回復した際には、配置転換も含めた職場復帰の可否を判断し、労働者が職場復帰するまでの「職場復帰支援プラン」を策定する

厚生労働省「事業場における治療と仕事の両立支援のためのガイドライン」を参考に作成

「勤務情報提供書」（→ P.85）とは、両立支援を必要とする患者さんが、作成（必要に応じて事業者にも協力してもらう）し、医師に勤務状況について知ってもらう書面です。この勤務情報提供書の情報をもとに、主治医は治療の状況や就業継続の可否について判断し、従業員が働く上で望ましい配慮を記した「主治医意見書」（→ P.86）を作成し企業側に提出します。

　これらの情報をもとに、労働者、事業者・企業、産業医等の三者の意見を踏まえて、事業者は今後の「両立支援プラン」や「職場復帰支援プラン」（→ P.87）を検討します。業務上の具体的な措置や配慮の内容についてまとめたこれらのプランは、関係者間できちんと共有することが大切です。

　また、治療の経過によっては、必要な措置や配慮の内容、時期・期間が変わることもあるため、状況に変化が生じた際には、そのつど状況を確認し合い、必要に応じて内容を見直すことも必要です。

　医師に相談する際には、「仕事を続けられますか？」などと漠然とした質問ではなく、「長時間のパソコン作業は可能でしょうか？」「立ち仕事はいつから始められますか？」「長時間の車の運転は可能ですか？」など、どのような業務を行うのかできるだけ具体的に質問するとよいでしょう。自分の仕事内容を理解してもらった上で、がんの治療が、仕事にどのような影響を与えるのかをきちんと医師に確認することが大切です。

周囲のサポートも得ながら、自分らしく働けるとよいですね。

治療と仕事の両立に関する勤務情報提供書

_____ 先生

　今後の就業継続の可否、業務の内容について職場で配慮したほうがよいことなどについて、先生にご意見をいただくための従業員の勤務に関する情報です。
　どうぞよろしくお願い申し上げます。

従業員氏名		生年月日	年　月　日
住　　所			

職　　種	
職務内容	（作業場所・作業内容） □体を使う作業（重作業）　□体を使う作業（軽作業）　□長時間立位 □暑熱場所での作業　　　　□寒冷場所での作業　　　　□高所作業 □車の運転　　　　　　　　□機械の運転・操作　　　　□対人業務 □遠隔地出張（国内）　　　□海外出張　　　　　　　　□単身赴任
勤務形態	□常昼勤務　□二交替勤務　□三交替勤務　□その他（　　　　　　　）
勤務時間	時　　分　〜　　　時　　分（休憩　　時間。週　　日間。） （時間外・休日労働の状況：　　　　　　　　　　　　　　　　　　） （国内・海外出張の状況：　　　　　　　　　　　　　　　　　　　）
通勤方法 通勤時間	□徒歩　　□公共交通機関（着座可能）□公共交通機関（着座不可能） □自動車　□その他（　　　　　　　　　　　） 通勤時間：（　　　　　　　　　　　　　　）分
休業可能期間	年　　月　　日まで（　　　　日間） 　　　　（給与支給　□有り□無し　傷病手当金　　％　）
有給休暇日数	残　　　日間
その他 特記事項	
利用可能な制度	□時間単位の年次有給休暇　□傷病休暇・病気休暇　□時差出勤制度 □短時間勤務制度　□在宅勤務（テレワーク）　□試し出勤制度 □その他（　　　　　　　　　　　）

上記内容を確認しました。
　　　年　　月　　日　　（本人署名）_____

　　　年　　月　　日　　（会社名）

「主治医意見書」の書式例

患者氏名		生年月日	年　　月　　日
住　所			

病　名	
現在の症状	（通勤や業務遂行に影響を及ぼし得る症状や薬の副作用等）
治療の予定	（入院治療・通院治療の必要性、今後のスケジュール［半年間、月1回の通院が必要、等]）
退院後／治療中の就業継続の可否	□可　（勤務の健康への悪影響は見込まれない） □条件付きで可（就業上の措置があれば可能） □現時点で不可（療養の継続が望ましい）
業務の内容について現場で配慮したほうがよいこと（望ましい就業上の措置）	例：重いものを持たない、暑い場所での作業は避ける、車の運転は不可、残業を避ける、長期の出張や海外出張は避ける　など 注）提供された勤務情報を踏まえて、医学的見地から必要と考えられる配慮等の記載をお願いします。
その他の配慮事項	例：通院時間を確保する、休憩場所を確保する　など 注）治療のために必要と考えられる配慮等の記載をお願いします。
上記の措置期間	年　　月　　日～　　　年　　月　　日

上記内容を確認しました。

　　　　　年　　　月　　　日　　（本人署名）　　　　　　　　　　　　

上記のとおり、診断し、就業継続の可否等に関する意見を提出します。

　　　　　年　　　月　　　日　　（主治医署名）　　　　　　　　　　　

注）この様式は、患者が症状を悪化させることなく治療と就労を両立できるよう、職場での対応を検討するために使用するものです。この書類は患者本人から会社に提供され、プライバシーに十分配慮して管理されます。

「両立支援・職場復帰支援プラン」の記載例

従業員氏名	山田　太郎		生年月日	1989 年 4 月 1 日
所属	商品管理部	従業員番号		123-456

病　名	大腸がん		
治療・投薬等の状況、今後の予定	・入院による手術済み ・今後 1 カ月間、平日 5 日間の通院治療が必要 ・その後、薬物療法による治療の予定。週 1 回の通院 1 カ月、その後月 1 回の通院に移行予定 ・治療期間を通し副作用としての疲れやすさや免疫力の低下等の症状が予想される 注）職場復帰支援プランの場合は、職場復帰日についても記載してください。		
期　　間	勤務時間	就業上の措置・治療への配慮等	（参考）治療等の予定
1 カ月目	10：00 〜 15：00 （休憩 1 時間）	・短時間勤務 ・毎日の通院配慮 ・残業、深夜勤務、遠隔地出張禁止 ・作業転換	平日毎日通院、放射線治療（症状：疲れやすさ、免疫力の低下）
2 カ月目	10：00 〜 17：00 （休憩 1 時間）	・短時間勤務 ・通院日の時間単位の休暇取得に配慮 ・残業、深夜勤務、遠隔地出張禁止 ・作業転換	週 1 回通院、薬物療法（症状：疲れやすさ、免疫力の低下）
3 カ月目	10：00 〜 17：00 （休憩 1 時間）	・通常勤務に復帰 ・残業 1 日あたり 1 時間まで可 ・深夜勤務、遠隔地出張禁止 ・作業転換	月 1 回通院、薬物療法（症状：疲れやすさ、免疫力の低下）
業務の内容	治療期間中は負荷軽減のため作業転換を行い、製品の運搬・配送業務から、部署内の○○業務に変更する		
その他、就業上の配慮事項	副作用により疲れやすくなることが見込まれるため、体調に応じて適時休憩を認める		
その他	・治療開始後は 2 週間ごとに産業医・本人・総務担当で面談を行い、必要に応じてプランの見直しを行う（面談予定日：11/1） ・労働者においては、通院・服薬を継続し、自己中断をしないこと、また、体調の変化に留意し、体調不良の訴えは上司に伝達のこと ・上司においては、本人からの訴えや労働者の体調等について気になる点があればすみやかに総務担当まで連絡のこと		

厚生労働省「事業場における治療と仕事の両立支援のためのガイドライン」を参考に作成

相談可能な支援機関

　がんの治療と仕事の両立支援を行っている機関には次のようなものがあります。場所によっては、両立支援コーディネーターがいるところもあり、支援が必要な人の治療や業務の状況に応じた、必要な配慮等の情報を整理して提供してくれます。

産業保健総合支援センター（さんぽセンター）

　独立行政法人労働者健康安全機構の産業保健総合支援センターでは、治療と仕事の両立支援のための専門の相談員を配置して、事業者などに対して啓発セミナーを行っています。患者さんと事業者の間の調整支援なども行っています。

ハローワーク

　全国の主要なハローワークに専門相談員を配置して、がん患者さん等の就労支援事業を行っています。さらに「難病患者就職サポーター」を配置して、就職を希望する難病患者さんに対してきめ細かな就労支援や、在職中に難病を発症した患者さんの雇用継続等の総合的な支援を行っています。

治療就労両立支援センター

　独立行政法人労働者健康安全機構の病院が窓口となり、がん、糖尿病、脳卒中、メンタルヘルス等の疾病について、休業からの職場復帰や治療と仕事の両立支援について患者さん等の相談にのっています。

がん相談支援センター

　全国のがん診療連携拠点病院などに設置されており、病気のことだけでなく、就労に関する相談や支援も行っています。産業保健総合支援センターやハローワークなどとも連携して対応しています。

難病相談支援センター

　難病の患者さんの治療や療養、日常生活などの様々な問題について相談に応じてくれます。実施主体は都道府県で、現在、各都道府県・指定都市に１カ

所程度設置されています。

保健所

指定難病の医療費助成の申請受付の窓口となっています。患者さんやその家族の悩みに関する相談にものってくれます。

障害者就業・生活支援センター

障害者雇用促進法の改正により創設され、障害者の就業面や生活面における一体的な支援を行っています。

全国社会保険労務士会連合会

全国47都道府県に支部があり、総合労働相談所という相談窓口を設定しています。病気になった人の休業、職業復帰、再就職など「仕事と治療の両立支援」に関する様々な相談に無料で対応してくれます。

就職支援センター（キャリアセンター）

大学によっては、就職相談を担当している先生もいるキャリアセンターがあります。

利用可能な公的制度や社内制度にはどんなものがある？

がんの治療などで利用できる主な公的制度には、「健康保険」の他、「傷病手当金制度」「高額療養費制度」「医療費控除」などがあります。また、利用可能な社内制度としては、疾病・病気休暇等の休暇制度や、時差出勤・短時間勤務・在宅勤務などの勤務制度があげられます。これらの社内制度については、企業によって異なるので勤務先に確認してみるとよいでしょう。

第3章

仕事のこと

どうしても言いたくなかった「乳がん」

（20代女性　乳がん）

　会社員をしていると、毎年健康診断が義務づけられていて、私も毎年受けていました。オプションで受けた乳がん検診で、要再検査となり専門のクリニックで検査したところ、「乳腺症」と診断され、それからは毎年乳がん検診を受けていました。

　ある年、気になる箇所があるからと生検をすることになり、精密検査ができる病院を紹介されました。検査の結果「乳がん」と診断され、手術をすることになりました。手術をするまでには、さらに様々な検査があり、会社を早退することもしばしばでした。

　検査をしている段階では、まだ会社に伝えていなかったのですが、手術をするとなると数日休む必要があり、仕事にも支障をきたしてしまいます。そこで、「がんであること」「手術をするため入院すること」を上司に伝え、退院後の療養も含めて休みをとりたいと申請しました。幸い、休暇申請については、すんなりと許可してもらうことができました。

　ただ「乳がん」の手術となると、外見が変わってしまうこともあります。上司が男性だったこともあり、どうしても「乳がん」であることを伝えたくありませんでした。結局最後まで部位を伝えずに治療を終えたのですが、入院先の病院名とともにはっきりと「がんで手術します」と伝えたにもかかわらず、部位を伝えなかったというだけで、がんであることを信じてもらえずに歯がゆい思いをしました。

　それでも仕事上は、がんの部位がどこであるかはまったく影響しませんでしたので、今でも伝えなくよかったと思っています。

第4章
性と妊娠のこと

19 がんの治療による性生活への影響

がんの治療が性生活に与える影響は、がんの種類や治療法、治療薬の種類や分量、治療を受けたときの年齢などによって様々です。治療による影響や可能性を把握しておきましょう。

がんの治療は性生活にどのように影響するのか

　自分が受ける治療が、性生活にどのような影響を与えるのかあらかじめ知っておくことは大切です。ここでは、がんの治療が性生活に及ぼす影響について表にまとめましたが、がんの治療と性の問題は個別性が高く、症状や合併症はすべての人に起こるわけではありません。また、時間の経過とともに改善する場合も多くあります。

　治療中には性行為を避けなくてはいけない期間があったりと、制約を受けることになりますが、治療による影響をやわらげる対処法もあります。自分の性に関して満足した生活を送るための治療法や工夫について考えてみましょう。

治療前と同じように
セックスできるのだ
ろうか？

治療のあとセックス
をしても大丈夫なの
かしら？

彼女はセックスが嫌
になってしまったの
かな？

手術の傷を見られる
のは嫌だな

治療後の変化をどう
やって伝えたらいい
のだろう？

セックスへの不安を
うまく伝えられなく
てモヤモヤするなぁ

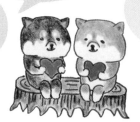

手術が性生活に与える影響

女性

子宮がん、卵巣がんなどの女性の生殖器がん	子宮や腟の一部を切除することにより、分泌物が減少し性交時に痛みが生じることがある
膀胱がんや直腸がんなどの骨盤内にある臓器のがん	性機能に関係する神経が傷ついた場合、性的興奮が低下することがある
両側の卵巣を摘出した場合	女性ホルモン（エストロゲン）の分泌が低下するため、腟の潤いが低下して性交痛や、ホットフラッシュなどの更年期症状が生じやすくなる
ボディイメージの変化	乳房切除や乳房再建、ストーマ造設などによる体の機能や外見の変化が性生活に影響することもある

男性

前立腺、陰茎（ペニス）、精巣（睾丸）、直腸、膀胱など骨盤内の臓器のがん	性機能に関わる神経を切除すると、勃起不全（ED）や射精障害が生じる ＊性機能に関わる神経は温存ができることもあるので、治療前に主治医に相談
両側の精巣を摘出した場合	男性ホルモン（テストステロン）の分泌が減少し、性欲の低下、勃起不全が起こる場合がある
脳の視床下部や下垂体にある腫瘍を摘出した場合	視床下部や下垂体は精子の形成及び男性ホルモンを促すホルモンの分泌に関わっているため、精子の形成や性欲などに影響することがある
ボディイメージの変化	ストーマの造設などによるボディイメージの変化が性生活に影響を与えることがある

薬物療法が性生活に与える影響

女　性	
一部の抗がん薬、ホルモン療法	・卵巣機能に影響を与え、女性ホルモンの分泌が減少し、性欲を低下させる ・女性ホルモンの分泌が減少すると腟粘膜の乾燥、萎縮が生じて性交痛、かゆみ、不快感、更年期症状が生じやすくなる
血液がんの造血幹細胞移植	・移植の副作用である GVHD（移植片対宿主病）が腟粘膜に生じた場合に、腟の萎縮や炎症が起こることがある
オピオイド鎮痛薬や抗うつ薬	・性欲が低下する場合がある
薬物療法中やそのあとの一定期間	・腟分泌物に薬の成分が含まれることがあるため、薬物療法を受けたあとしばらくの間は、パートナーが薬の影響を受けないように、コンドームを使うなどの対応が必要となることがある ・薬物療法の副作用で、白血球や血小板の数が少なくなる時期（抗がん薬投与 7 ～ 14 日後）があり、その時期には感染や出血が起こりやすくなるため、セックスを避けなくてはならない

男　性	
一部の抗がん薬	・一時的に精巣の機能を低下させ、性欲の低下を招くことがある
前立腺がんのホルモン療法	・男性ホルモンの分泌を減少させ、性欲の低下、勃起不全が生じる
オピオイド鎮痛薬、抗うつ薬など	・性欲を低下させ、性生活に影響が出ることがある
血液がんの造血幹細胞移植	・まれに陰茎の先に、移植の副作用である GVHD（移植片対宿主病）が起こると、性交時に痛みや出血が起こる場合もある

放射線療法が性生活に与える影響

女　性	
子宮、卵巣、腟、大腸、膀胱などの骨盤内の臓器に放射線を照射した場合	・女性ホルモンの分泌が低下し、腟の粘膜が乾燥したり、弾力が低下したりする可能性がある ・腟が狭くなったり、縮んだり、閉鎖してしまうこともある ・腟にかゆみや炎症が起こることで、性交時に不快感や痛みを感じる ・放射線が当たった皮膚は、硬くなったり、乾燥やただれを起こしたり、ヒリヒリした感じがしたり、触れられた感覚が変化したりすることもある

男　性	
精巣や、骨盤内の臓器への放射線照射	・精子の数が減るため、精液の中に精子が少ない状態（乏精子症）や精子がない状態（無精子症）になることがある ・治療終了から数年後に精子形成が回復することもあるが、照射される放射線の量が多いと回復が難しくなる。
脳の視床下部や下垂体への放射線照射	・視床下部や下垂体は精子の形成や男性ホルモンの分泌に関わっているため、精子の形成や性欲などに影響することがある

これらの症状や合併症はすべての人に起こるわけではなく、また、時間の経過とともに改善することも多くあります。

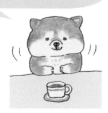

がん治療に伴う症状を緩和するには

これらの症状に対しては、次のような対処法があります。

女性

● 膣の狭窄

放射線照射などによって膣の狭窄が起こると、性行時に痛みが生じます。
膣の狭窄を軽減し膣の癒着や閉鎖を防ぐには、膣ダイレーターというプラスチック製の医療器具を膣に入れて予防する方法があります。主治医や婦人科医に相談してみましょう。性生活を保つことで膣の狭窄が防げる場合もあります。

● 性交痛

潤滑ゼリー・ローション、潤滑ゼリー付きのコンドームなどを使ったりすると痛みが軽減されます。潤滑ゼリー・ローションなどは、薬局、通信販売で購入できます。膣潤滑ゼリー・ローションを挿入の前に塗ることで、潤いが補われ、痛みが和らぎます。水溶性なので、シャワーで簡単に洗い流せます。

● 更年期のような症状

のぼせ、急な発汗、動悸などの更年期のような症状が生じた場合は、女性ホルモン補充療法などを行います。ただし、乳がんの患者さんには適さないため、乳がんの患者さんで更年期のような症状がある場合には、SSRI（選択的セロトニン再取り込み阻害薬）、精神安定剤などが用いられます。また、漢方薬による治療が効果的な場合もあります。医師や薬剤師に相談してみましょう。

男性

● 射精障害

手術などで射精に関する障害が生じることがあります。精液が膀胱側に

流れ込む逆行性射精が起こっている場合は、糖尿病などが原因になっていることがあるため、まずはこれらを治療するとともに、抗うつ剤などを用いることもあります。

子どもがほしい場合には、膀胱内に射精した精子を回収して人工授精や体外受精を行います。

● 性欲の減退

治療で用いる抗うつ薬や他の治療薬が原因で性欲低下が起こっていると考えられるときは、薬の変更が可能かどうか医師に相談してみましょう。

治療や加齢の影響で、男性でもほてりや急な発汗、性欲の低下、疲れやすい、頻尿、集中力の低下など、更年期のような症状が出ることがあります。必要に応じてテストステロン（男性ホルモン）の筋肉注射や漢方薬などを用いることで、これらの症状が軽減します。また、前立腺がんなど男性ホルモンが影響するがんの患者さんはテストステロンの補充療法を受けられないため、漢方薬を用いることがあります。

● 勃起障害・勃起不全（ED）

勃起に関わる神経が温存されている場合には、精巣がんや前立腺がんなどの手術後に、排尿障害改善薬（PDE5阻害薬など）の内服や、血管作動薬の陰茎海綿体注射などによる治療（自費診療）を受けることができます。

また、疑似的に勃起を起こす陰圧式の勃起補助具を試す方法や、ペニスにシリコンを入れる陰茎プロステーシス手術などの選択肢もあります。

勃起に関わる機能は心理的な影響を受けやすく、「うまくいかないのではないか」などという不安感があったりすると、勃起ができなくなったり維持できなくなったりしがちです。そのような心因性の勃起障害は、心理的なケアによって改善するケースも多いので、医師に相談しカウンセリングなどを受けてみてもよいでしょう。

ボディイメージの変化は男女ともにストレス

抗がん剤の副作用による脱毛や、手術のキズ、乳房や精巣の切除などによる、ボディイメージの変化が心理面に与える影響は男女ともに大きいものです。性行為のときに部屋を暗くする、手術の傷をうまくカバーする下着をつけるなどの工夫で性生活を再開できたという人もいますので、雰囲気づくりやタイミングは大切です。

しかし、身体の変化をパートナーに知られることが嫌で、性行為を避けるようになる人もいます。自分がどうしてもそのような気持ちになれないときに、無理に性行為をする必要はありませんが、パートナーがいる人は自分の状況や気持ちを相手にきちんと伝えることは大切です。どのようなことを気にしているのか、伝えずにいるとパートナー側が拒絶されたと誤解したり傷ついてしまうこともあるからです。

がんと性生活については、まだまだ情報は限られています。主治医や看護師にも相談できますが、相談することに心理的な抵抗がある場合には、がん相談支援センターや患者会、ピアサポート（→ P143）で相談するのもいいでしょう。

パートナーとどのタイミングで、どのように話し合うか

がんの告知を受けた際や治療の開始時には、病気のことで頭がいっぱいになり、性生活に気持ちが向かなくなるのは自然なことです。また、治療中には性行為を控えたほうがよい期間があったり、治療後には副作用による倦怠感やだるさ、性機能の障害や自身のボディイメージの変化によって自信をもてなくなってしまうことなどもあるでしょう。

パートナーとどのようなタイミングで、どのように話し合うかは人それぞれですが、自分の状況や気持ちをそのつどパートナーにきちんと説明し、一緒に話し合うことはとても大切です。

まずは、自分がパートナーのことをどう思っていて、性行為についてどのような不安をもっているのか、また将来の妊娠や出産についてどのように考えているのか、気持ちを伝えてみましょう。パートナーもがんの診断を受けたあなたのことをどのように励ましたらよいのか、今後どのように向き合っていけばよいのかなど不安でいっぱいになっているかもしれません。

「今はまだ少し怖いので抱きしめてもらえるだけでうれしい」などと自分の気持ちを素直に伝えてみましょう。性交時も「こうすると痛みが出る」「ここはまだ触ってほしくない」など、できるだけ具体的に伝えるようにしましょう。

一方、性行為自体を負担に感じてしまうというときもあるでしょう。そのようなときはソロ・セックス（自分自身でする性行為）を試してみることも有用です。どこに快感を感じ、どこに痛みを感じるかなど、自分の体の変化について自身で知ることで性的な感覚を取り戻すことができるとされています。

新しい恋愛に踏み出すことを躊躇する人も

また、AYA世代では、新しい恋愛が始まったタイミングでがんの告知を受けるというケースもあります。このような場合、相手に病気のことを話すべきかどうか悩んでしまう人が多いのではないでしょうか。相手の反応が不安で、恋愛に踏み出せないということもあるでしょう。

現代は、2人に1人ががんになるといわれています。自分ががんになるというケースだけでなく、自分の好きになった人ががんになるということもあり得ます。好きな人ががんであるとわかったとき、自分はどのような言葉をかけ、どのように力になってあげたいでしょうか？　あなたの相手もきっと同じように考えると思います。

二人の間にある程度信頼関係ができ、「この人なら話してもいい」と思った時点で、病気のことを伝えてみましょう。

病院で相談することで解決の糸口が見えることは多い

　性のことを医師や周囲の人に相談するのは恥ずかしいと考える人はまだまだ多いです。厚生労働省の「総合的な思春期・若年成人（AYA）世代のがん対策のあり方に関する研究」班が、2014年にAYA世代のがん患者さんとがん体験者各200人を対象に実施した調査＊の結果によると、46.1%の人が「セックスのことについて情報がほしかったが得られなかった」と回答していて、「セックスについて相談したかったが支援が得られなかった」という人も36.2%に上っています。

　治療を受けている期間やその直後の性行為については、聞きづらいかもしれません。そんなときには、NPO法人キャンサーネットジャパンのウェブサイト「もっと知ってほしいがんと性のこと」（https://www.cancernet.jp/seikatsu/sexuality/）などを活用したり、自分の体の状態をよく知っている主治医に相談することで、悩みが晴れる可能性があります。直接聞きづらいというときには、看護師を通じて質問してもよいでしょう。

　下記に質問の例をあげておきますので、事前に紙にまとめて受診の際に医師に見てもらうなどしてもよいでしょう。

医師への質問の例

・治療中に性行為をしても大丈夫ですか？
・治療中の性行為で注意すべきことがあったら教えてください。
・治療後はいつごろから性行為をしてもよいのでしょうか？
・性生活への影響はどのぐらい続くのですか？
・避妊はいつまでする必要がありますか？

＊「総合的な思春期・若年成人（AYA）世代のがん対策のあり方に関する研究」（研究代表者・堀部敬三氏）の「AYA世代がん医療の包括的実態調査」

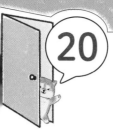

20 生殖機能・妊孕性ってなに？

妊娠するための力を「妊孕性」、妊娠・出産に必要な機能を「生殖機能」
と呼びます。妊娠や出産に関係がなさそうな治療でも、治療の過程で
生殖機能や妊孕性が影響を受けることがあります。

妊孕性は男性にも女性にも関わること

　妊娠するための力（妊娠のしやすさ）のことを「妊孕性」と呼び、妊孕
性は女性にも男性にも関わることです。妊娠するには配偶子である卵子と
精子が必要です。そして女性では卵巣や子宮、男性では精巣が重要な役割
を果たします。女性の排卵（月経）、男性の射精・勃起は妊孕性を構成す
る要素の一部です。「生殖機能」とは、性欲や排卵に関わる機能、子宮や
卵巣などの生殖器の機能を含めた妊娠・出産に必要な機能のことです。生
殖器のがんが妊孕性に影響することは想像できると思いますが、妊娠や出
産と関係がなさそうながんでも、治療の過程で生殖機能にまで影響が及び、
妊孕性が低下または失われることがあります。

妊孕性を構成する要素

	男性	女性
臓器	精巣	子宮・卵巣
機能	射精・勃起	排卵（月経）
配偶子	精子	卵子

がんの治療と妊孕性の保存について

　主治医は患者さんの命を守ることを第一に考え、がんの種類や進行状態
に応じて最善の治療法を実施します。このため、がんの治療では、まずは
がんそのものの治療を最優先します。将来、自分の子どもを持つ可能性を
残したい場合は、治療前に主治医に相談し、受精卵や卵子、精子などを保
存する妊孕性温存療法（→ P.107）を検討しましょう。

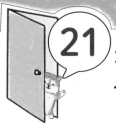

21 がんの治療が生殖機能や妊孕性に与える影響

治療による生殖機能や妊孕性への影響を事前に把握し、主治医には妊孕性を守る方法を含め、あなたの希望をできるだけ反映した治療計画を考えてもらうことが大切です。

生殖機能や妊孕性に関わる影響について知っておく

　がんの治療が原因で起こる不妊には、一時的なものと永久的なものがありますが、病状やがんの種類、どのような治療を行うかなどによっても不妊のリスクの程度は異なります。自分の治療法がどのような影響を与えるのかを治療前に把握しておきましょう。

　妊孕性を阻害するおそれのある治療が必要な場合には、主治医はあらかじめそのリスクについて説明してくれるはずです。気になることや不安に思っていること、よく理解できないことがあれば、主治医や看護師に遠慮なく質問や相談をしましょう。がんの治療に支障がないことを前提に、妊孕性を守る方法を含め、あなたの希望をできるだけ反映した治療計画を考えてもらうことが大切です。

手術による影響

女　性	
両側の卵巣、もしくは子宮を摘出した場合	・妊娠ができなくなる ＊片側の卵巣を摘出した場合は、残った卵巣が機能するため、妊孕性は保たれる
子宮頸部を手術した場合	・妊娠しにくくなる傾向がある。また、流産・早産の危険性が高まる
骨盤内にある臓器を手術した場合	・卵管が周囲と癒着することがあり、排卵後の卵子が卵管を通るのに障害が生じることがある
脳の視床下部や、下垂体にある腫瘍を摘出した場合	・視床下部や下垂体は卵子の成熟や女性ホルモンの分泌に関わっているため、排卵障害や性欲減少、性交痛が起こることがある

男　性	
両側の精巣を摘出した場合	・精子を形成することができなくなる ＊片側の精巣を摘出した場合は、残った精巣が機能するため、妊孕性は保たれる
膀胱や前立腺を摘出した場合	・勃起や射精に関わる神経を損傷すると射精ができなくなる
骨盤内にある臓器を手術した場合	・骨盤内臓器（直腸、膀胱、前立腺）に分布している、勃起や射精に関わる神経を損傷することがあり、障害が生じることがある
脳の視床下部や下垂体にある腫瘍を摘出した場合	・視床下部や下垂体は、精子の形成や男性ホルモンの分泌に関わっているため、精子の形成や性欲に影響することがある

薬物療法による影響

女　性	
細胞障害性抗がん薬	・成長している卵胞に影響を与えるため、一時的に無月経になるが、残った未成熟な卵胞が成熟してくると月経が戻る。ただし、卵胞全体の数が少なくなった場合は回復が難しくなる。また、月経が回復した場合でも、妊孕性が低下し、不妊になる可能性がある ・特にアルキル化剤や白金製剤を使用した場合は、卵子の数を極度に減らすため、月経の回復が難しくなることがある。使用量が増えるほど卵巣へのダメージは大きくなる
分子標的薬	・生殖機能や胎児への影響について、まだ十分なデータがない
ホルモン療法（内分泌療法薬）	・女性ホルモンを抑制するため、卵巣機能に影響する

治療によってどのような影響が出るのかは、人それぞれです

男　性	
細胞障害性抗がん薬	・精液の中に精子がない状態（無精子症）になることがあるが、治療終了から数年後に精子形成が回復することもある ・特にアルキル化剤や白金製剤を使用した場合は、精子のもととなる細胞を極度に減らし、精子形成の回復が難しくなることがある。使用量が増えるほど精巣へのダメージは大きくなる
分子標的薬	・生殖機能や胎児への影響について、まだ十分なデータがない
内分泌療法薬	・男性ホルモンを抑制するため、性欲低下とともに精子の形成に影響する

放射線治療による影響

女　性	
卵巣への照射	・卵子の数が減少する。照射される放射線の量が増えるほど卵巣へのダメージは大きくなり、妊娠できなくなることがある
子宮への照射	・妊娠できなくなることがある
腹部・骨盤部への照射	・妊娠はほぼできなくなる ・治療後に妊娠した場合には、流産・早産、低出生体重児（出生時の体重が少ない）、死産や新生児死亡が起こりやすくなる
脳の視床下部や、下垂体への照射	・視床下部や下垂体は卵子の成熟や女性モルモンの分泌に関わっているため、排卵障害や性欲減少、性交痛が生じることがある

男　性	
精巣や骨盤内の臓器への照射	・精子の数を減らすため、精液の中に精子が少ない状態（乏精子症）や精子がない状態（無精子症）になることがある ・治療終了から数年後に精子形成が回復することもあるが、照射される放射線の量が多いと回復が難しくなる
脳の視床下部や、下垂体への照射	・視床下部や下垂体は精子の形成を促す男性ホルモンの分泌に関わっているため、精子の形成や性欲に影響することがある

国立がん研究センター「がん情報サービス」を参考に作成

AYA世代のがん患者さんが抱える様々な葛藤

　AYA世代のがん患者さんにとって、恋愛、結婚、妊娠、出産というライフイベントに直面する時期に罹患するということは、精神的に大きな苦痛を伴います。なかでも、妊孕性や、将来父母になることに関わる問題はデリケートで、十分な情報に接する機会も少ないため、苦痛をひとりで抱え込んでしまいがちです。

　下記は、AYA世代のがん患者さんたちが、どのようなことで悩み、葛藤しているのかを調査した結果です。

治療による妊孕性への影響に対する葛藤

サブカテゴリ	内　容
生命が最優先という医療者側の押し付け	・命のために妊孕性を諦めることを無理やり納得せざるをえないプレッシャー ・妊孕性を喪失することで、今後の人生が変わってしまうという恐怖から、治療から逃げ出す ・「命が助かったんだからいいじゃないか」と言われることへの傷つき
性の喪失による無価値観	・治療によって引き起こされた性機能障害により、性行為ができないという後遺症を抱えて男性としてのアイデンティティーを喪失 ・女性としてのシンボルや子どもを産むという役割を喪失することで、女性としての価値を感じられなくなる ・妊孕性を喪失したことで恋愛結婚に悩み、生きる気力を失う
妊孕性温存に関する社会的、経済的問題	・経済的負担や自分の性格を鑑みて妊孕性を温存しないという決断をする
妊孕性や性機能を失ったことに対する対処法	・妊孕性や性機能を喪失した後に、子どもを持つ方策を検討する、子どもの代わりになるものを探すなどの代償行動 ・妊孕性を失ったことを自分の中で折り合いをつけるための考え方や視点の変換
若い年代の発症者特有の意識の変遷	・10代や20代前半でがんに罹患し、当時身近に考えることのできなかった治療による妊孕性への影響について、年を経て考え始める過程で、そのことを知る怖さや重さを感じる ・将来生まれてくる子どもの命を奪って生きているという感覚

公益財団法人がん研究振興財団「平成28年度がんサバイバーシップ研究年間報告書」の「AYA世代がんサバイバーの恋愛や結婚に関する認識の研究」より抜粋

調査結果から AYA 世代のがん患者さんたちが、切実で苦しい思いを抱えていることが伝わってきます。また、結婚前やパートナーと出会う前に、がんに罹患した場合、若くして当たり前に考えていた人生設計を見直さざるを得ないという困難も抱えることになります。

心理的な葛藤を乗り越えるために

　病気や治療の影響に対する受け止め方や考え方は、その人の背景や病状、性格などによっても大きく異なるものですが、サポートを受けられる場所や制度などは増えてきています。

　前述の調査では、「がんに関連した悩みを分かち合えるのは、同じがんサバイバーだった」という声が多いとの結果でした。

　親や健康な友人に恋愛や性的な悩みを相談するのは難しいものです。恋愛や性に関することで悩んでいるときには、同じ体験をした仲間とつながってみましょう。下記の団体は主な若年性がんの患者団体です。

●若年性がん患者団体 STAND UP ！！
39 歳までにがんにかかった若年性がん患者による、若年性がん患者のための団体。フリーペーパーを発行しており（オンラインで閲覧可能）、毎回 10 人以上の若年性がん患者さんの体験談を掲載している。恋愛等の体験談も読める。

●若年性乳がんサポートコミュニティ Pink Ring（ピンクリング）
若年性乳がん体験者のための患者支援団体。同じ病気を経験した同世代の仲間と出会い、若年性乳がん特有の悩みや不安（妊娠、出産、恋愛、結婚、仕事、美容など）を共有しあうコミュニティの提供や、病気や治療と向き合う上で必要な正しい情報の発信等を行っている。

● NPO 法人がんノート
がん経験者の体験をインタビュー形式でライブ配信していて、スピーカーは若年性患者が多い。YouTube から閲覧できる。

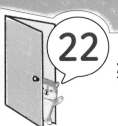

22 妊孕性を温存することはできるの？

将来自分の子どもを持ちたい場合、妊娠するために必要な力（妊孕性）を温存する「妊孕性温存療法」と、治療後の妊娠を補助するための「温存後生殖補助医療」という選択肢があります。

将来、妊娠・出産を希望する場合

「妊孕性温存療法」と「温存後生殖補助医療」はともに、将来の妊娠や出産を約束するものではありませんが、がん患者さんが子どもを持つことを応援する医療といえます。将来子どもを持ちたいと考えるがん患者さんが、希望をもって治療にのぞむことができるようこれらの治療法があります。一方、妊孕性温存はしない、養子縁組をする、里親になるということも1つの選択肢です。様々な選択肢、治療法があるということを知った上で、パートナーや家族とよく相談し、自身が納得のできる意思決定をしましょう。

妊孕性温存療法は、がん治療を開始する前に行います。がん治療と安全に両立できるか、温存療法にかけられる時間がどのくらいあるのかなどの調整が必要になるので、まずは主治医に希望を伝え、生殖医療の専門医と連携してもらうとよいでしょう。

妊孕性温存療法とは

妊孕性温存とは「妊娠するための力を保つこと」です。たとえば、男性では、がんの治療に影響がないか検討した上で、手術の際に勃起や射精に関わる神経を残す方法や、精子の凍結保存などがあります。女性では、卵巣や子宮を残すための手術方法（子宮頸部円錐切除術、卵巣腫瘍摘出術など）や、未婚の女性では卵子凍結、既婚者やパートナーがいる女性では受精卵凍結などがあります。患者さんが未成年である場合は、親の同意とともに患者本人の同意も得ることが必要なので、本人の年齢に応じた説明を主治医からしてもらいます。

温存後生殖補助医療とは

　温存後生殖補助医療とは、がんの治療前に妊孕性温存治療により凍結した受精卵、卵子、精子などを使って行う生殖補助医療（妊娠のための治療）のことです。生殖補助医療は不妊症患者さんに対して一般的に行っている治療で、安全性や有効性が確立しています。

　がん治療後の妊娠を希望する場合、まずは主治医等に相談してから生殖医療機関を受診することになります。下記が生殖医療機関を受診するまでのおおまかな流れです。

生殖医療機関を受診するまでのおおまかな流れ

❶ がんの診断を受けた病院の主治医や看護師、薬剤師、相談支援員、心理士などに相談

↓

❷ 主治医からがんの状況、自分が受けている治療が妊孕性に与える影響について聞く

↓

❸ 主治医に相談して生殖医療機関を選定する

❹ 主治医から紹介状を作成してもらい、生殖医療機関を受診する

↓

❺ 生殖医療専門医から、自分の生殖能力や具体的な妊孕性温存の方法について説明を受ける

↓

❻ 妊孕性温存を**希望する**　→ 生殖医療機関で治療を実施

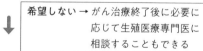

希望しない → がん治療終了後に必要に
応じて生殖医療専門医に
相談することもできる

↓

❼ がん治療を受けている医療機関に戻り、がん治療を受ける

↓

❽ 治療後にも妊娠に関して生殖医療機関と相談し、必要に応じて生殖補助医療を受ける

小児・若年がん長期生存者に対する妊孕性のエビデンスと生殖医療ネットワーク構築に関する研究班「がん治療を開始するにあたって」を参考に作成

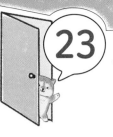

23 女性のための妊孕性温存療法

妊孕性温存療法には手術の他に、卵子凍結（未受精卵凍結）、受精卵凍結、卵巣組織凍結の３種類があります。それぞれメリット・デメリットがありますが、自分に合った妊孕性温存療法を選びましょう。

卵子や卵巣を凍結保存する療法

　女性のための妊孕性温存療法のうち、ここでは卵子凍結（未受精卵凍結）、受精卵凍結、卵巣組織凍結の３種類について説明します。将来子どもを持ちたいと考えている患者さんで、治療を受ける時点でパートナーがいない場合には卵子凍結、パートナーがいる場合は受精卵凍結を検討します。卵子凍結と受精卵凍結では採卵（卵子の採取）が必要ですが、月経周期によっては採卵までに時間がかかり、がん治療の開始の遅れが問題になることがあります。

　小児の患者さんや治療までに時間のない患者さんは、卵巣組織の一部または卵巣を抽出する卵巣組織凍結を検討します。ただし、この方法による

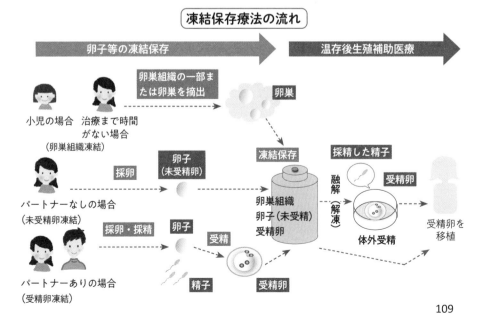

凍結保存療法の流れ

出産はまだ少なく、白血病や卵巣がんなど一部のがんでは採取した組織に
がんが混入している可能性も指摘されており、現状は研究段階という位置
づけです。

保存方法のメリット・デメリット

保存方法	メリット	デメリット
卵子凍結 （未受精卵凍結）	・パートナーがいなくても行うことができる	・胚と比較すると妊娠率が低い ・月経周期に関係するので採卵までに時間がかかる（2～6週間）ことがある ・排卵誘発剤の使用により女性ホルモン値が上昇するため、がんの種類によってはすすめられない場合がある
受精卵凍結	・治療成績や安全性が確立された方法である ・妊娠率が比較的高い	・パートナーが必要 ・月経周期に関係するので採卵までに時間がかかる（2～6週間）ことがある ・排卵誘発剤の使用により女性ホルモン値が上昇するため、がんの種類によってはすすめられない場合がある
卵巣組織凍結	・月経周期に関係なく行うことができる ・パートナーがいなくても行うことができる	・手術が必要 ・卵巣組織を移植する際にがんを一緒に移植してしまう危険性がある ・研究段階の医療

がん治療後の生殖補助医療

　がんの治療後に妊娠を試みる際、受精卵凍結の場合は、融解後に子宮内へ
移植します。卵子凍結（未受精卵凍結）の場合は、融解後に体外受精（顕微
授精）を行い、受精卵を子宮内へ移植します。妊娠や出産につながる確率は、
採卵した卵子の数や質によっても異なりますが、一般には採卵したときの年
齢が低いほど、また、採卵した卵子の数が多いほど高くなります。

　卵巣組織や卵巣を凍結した場合は、融解後に組織を採取した卵巣やその
近く、もしくは腹部など卵巣と離れた場所に移植し妊娠を試みます。

24 男性のための妊孕性温存療法

妊孕性温存療法には手術の際に勃起や射精に関わる神経を残すこと以外に、精子を凍結保存する療法があります。精子の凍結保存は、生殖補助医療として安全性や有効性が確立しています。

精子を凍結保存する療法

がん治療開始前（開始前が望ましい）に精子を採取する精子凍結保存は、思春期以降の男性で確立された妊孕性温存療法のひとつです。

精子の採取方法は思春期以降ではマスターベーションが一般的です。マスターベーションができない、射精障害のある患者さんは電気刺激による射精方法で精子を採取します。

思春期前の男児や性液中に精子がない無精子症の人（精巣腫瘍の患者さんは治療前から 10 〜 20％に無精子症が見られる）の場合は、精巣から直接精子を採取する方法もあります（精巣内精子採取術）。ただし、精巣内精子採取術を実施できる施設は限られているため、男性不妊専門の生殖医療専門医に相談する必要があります。

凍結保存療法の流れ

精子の凍結保存

精巣から直接摘出 → 精子 → 凍結保存

精子を採取できない場合

マスターベーション、電気刺激、手術 → 精子

精子の採取が可能な年齢の場合

がん治療後の生殖補助療法

　がん治療によって精子をつくる機能が障害され、無精子症が続いたとしても数年後に機能が回復してくることもありますが、回復する可能性や時期については予測できるものではありません。

　精子を凍結保存せずにがん治療を受けて、無精子症がある場合でも精巣内精子採取術を行うことで、精子を採取して子どもを授かれる可能性もあります。しかし、なるべくがん治療開始前に精子を採取するのが望ましいです。

　がん治療前に採取しておいた精子で妊娠を試みる場合は、凍結保存した精子を融解（解凍）して顕微鏡下でパートナーの卵子に注入する顕微授精を行います。顕微授精によって胚（受精卵）になった状態で、パートナーの子宮内に移植し、妊娠を試みます。

　妊孕性温存療法と、妊孕性温存療法で保存した、未授精卵子、胚、卵巣組織、精子を用いて行う温存後生殖補助医療は、国から助成が受けられます。

生殖補助療法の流れ

保存後生殖補助医療

凍結保存した精子　　卵子（未受精）　　融解した精子　　受精卵　　受精卵を移植

体外受精

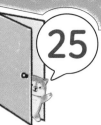

25 妊孕性温存療法・生殖補助医療にかかる費用と助成制度

将来子どもを産み育てたいと考える AYA 世代のがん患者さんのために、2021 年 4 月から妊孕性温存療法、2022 年 4 月からは温存後生殖補助医療に対して、国による経済的支援が始まりました。

治療を受けるためにはどのぐらい費用がかかるの？

妊孕性温存療法・生殖補助医療を受ける場合の費用の目安は、下記のとおりです。受診する医療機関によって費用は異なるので、事前に確認しましょう。

卵子凍結保存	約 20 ～ 40 万円
精子凍結保存	約 5 万円 （精巣精子採取術を併用した場合約 40 ～ 50 万円）
胚（受精卵）凍結保存	約 30 ～ 50 万円
卵巣組織凍結保存	約 60 ～ 80 万円（＋移植 60 ～ 80 万円）
凍結保存した場合の年間更新料	約 2 ～ 6 万円
凍結精子による顕微授精	約 40 万円

小児・若年がん長期生存者に対する妊孕性のエビデンスと生殖医療ネットワーク構築に関する研究班「がん治療を開始するにあたって」を参考に作成

妊孕性温存療法の助成内容について

2021 年 4 月からは、厚生労働省の「小児・AYA 世代のがん患者等の妊孕性温存療法研究促進事業」が開始され、治療に必要な費用の一部で補助を受けられるようになりました。助成を希望する場合は、居住地の都道府県に申請しましょう。

第4章 性と妊娠のこと

113

妊孕性温存療法の対象者、対象疾患は次の通りです。

● 年齢上限は男女ともに 43 歳未満（凍結保存時）、年齢下限はなし

● 所得制限はなし

● 対象疾患／対象となる治療内容

　・『小児・思春期・若年がん患者の妊孕性温存に関する診療ガイドライン』（日本癌治療学会）の妊孕性低下リスク分類に示された治療のうち、高・中間・低リスクの治療

　・長期間の治療によって卵巣予備機能の低下が想定されるがん疾患・乳がん（ホルモン療法）等

　・造血幹細胞移植が実施される非がん疾患：再生不良性貧血等

　・アルキル化剤が投与される非がん疾患：全身性エリテマトーデス等

● 助成の対象者は、疾患担当医師と生殖医療を専門とする医師（妊孕性温存療法を担当する医師）の両者の検討によって選定される

● 助成対象の医療機関を受診した上で、専用アプリを登録する必要がある

対象治療	助成上限額／1回*	助成回数
未授精卵子凍結保存	20 万円	2 回まで
精子凍結保存	2.5 万円	2 回まで
精子凍結保存（精巣内精子採取）	35 万円	2 回まで
胚（受精卵）凍結保存	35 万円	2 回まで
卵巣組織凍結保存	40 万円	2 回まで（組織採取時に 1 回、再移植時に 1 回）

＊医療保険適用外費用の額が上限です。助成上限額に関しては自治体によって異なる場合があるので、詳細は居住地の都道府県に確認してください。

温存後生殖補助医療の助成内容について

　温存後生殖補助医療を受ける場合に助成対象となる治療は、次の表のとおりです。

対象治療	助成上限額／1回
凍結した胚（受精卵）を用いた生殖補助医療	10万円
凍結した未受精卵子を用いた生殖補助医療	25万円[*1]
凍結した卵巣組織移植後の生殖補助医療	30万円[*1〜4]
凍結した精子を用いた生殖補助医療	30万円[*1〜4]

*1 以前に凍結した胚を解凍して胚移植を実施する場合は10万円
*2 人工受精を実施する場合は1万円
*3 採卵したが卵が得られない、または状態のよい卵が得られないため中止した場合は10万円
*4 卵胞が発達しない、または排卵終了のため中止した場合、および排卵準備中、体調不良等により治療中止した場合は対象外
(注) 助成対象となる費用は、温存後生殖補助医療に要した医療保険適用外費用

　対象者、対象疾患については下記のとおりです。

● 妻の年齢が43歳未満の夫婦（事実婚も含む）

・助成回数は、初めて温存後生殖補助医療の助成を受けた際の治療期間の初日における妻の年齢が40歳未満である場合、通算6回（40歳以上である場合、通算3回）まで。ただし、助成を受けた後に出産した場合は、住民票と戸籍謄本等で出生にいたった事実を確認したうえで、これまで受けた助成回数はリセットされる

・都道府県が指定する医療機関の生殖医療を専門とする医師および原疾患担当医師により、温存後生殖補助医療に伴う影響について評価を行い、生命予後に与える影響が許容されると認められる者が対象

● 所得制限はなし

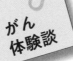

手術が怖くて一度は逃げたけれど……

（30代女性　子宮頸がん）

　私は32歳でひとり目の子どもを授かりました。その後、ふたり目を望んでいたのですがなかなか妊娠せず、そのころから少量の不正出血が見られるようになりました。気になりつつも、やり過ごしていたところ、ある日トイレで大量の出血があり、急いで受診すると子宮頸がんのステージ2と診断されました。

　すぐに総合病院の婦人科を紹介され、医師に子宮と卵巣の摘出手術を勧められましたが、臓器を摘出するということがとても恐ろしく感じられ、病院に行くのをやめてしまいました。その後1年ほど、食事療法や様々な民間療法を試して過ごしていましたが、子宮内の出血は続いており、ある日とうとう輸血が必要なほどの貧血になって倒れてしまい、近所の病院に運び込まれてしまいました。

　その病院の医師から放射線治療を勧められ、放射線治療と少量の抗がん剤の投与で健康を取り戻すことができました。

　放射線治療を受けられたのは、親身になって相談にってくれた医師の説明で安心したことと、治療を受けた体験者の手記を読んで励まされたことからです。

　私はすでに子どもを授かっていたため、治療によるその後の妊孕性への影響について深刻に悩まずにはすんだのですが、子宮や卵巣を摘出されるということで、自分が女性でなくなってしまうような恐怖を感じました。不正出血が見られたときすぐに受診すれば、手術方法も他にあったことなどを知り、がんの治療は早期発見と早めの治療が肝心だと痛感しました。

第5章
周囲の人との
コミュニケーション

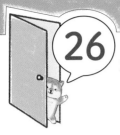

26 がんが周囲の人間関係に及ぼす影響

がんになったことで家族や友人との関係、恋愛やセクシュアリティなどで、悩むこともあるでしょう。助けてくれる人は必ずいるので、悩みや不安はひとりで抱え込まないようにしましょう。

がんが原因で生活にはざまざまな影響が

がんになったことで、配偶者や子ども、親、きょうだいなどとの人間関係や、恋愛やセックス、家族を持つことなど恋愛・将来に関することに影響があるようです。厚生労働省の研究班の調査によると、家族との関係には良い影響があったと回答している人が多い一方、恋愛・セックス・家族を持つことについては、悪い影響があったと答える人が多い傾向にあります。

がんの経験により、家族との絆がより深まるという良い影響もありますが、恋愛・セックス・家族を持つことに対しては、不安を感じてしまう患者さんが多いということがうかがえます。

がんになって変化する周りとの関係性

がんと診断された後を生きていくすべての人々「がんサバイバー」は、病気や治療のことはもちろん、生活や将来のことなど様々な不安を抱えています。周囲の人間関係に悩み、疎外感をもつこともあるでしょう。自分ががんになったことで、周りに心配をかけさせまいと、つらいことをつらいと言えずにひとりで抱えてしまい、ときには家族に当たってしまうこともあるでしょう。

つらいときは、家族だけでなく、主治医をはじめとする医療スタッフや信頼できる友人などにも頼ってみましょう。助けてくれる人は必ずいるので、なるべくひとりで抱え込まないようにしましょう。

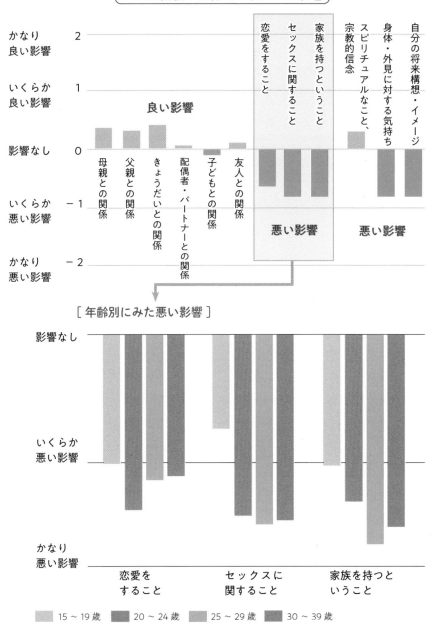

がんの経験が全体的に及ぼした影響

[年齢別にみた悪い影響]

■ 15 ～ 19 歳　■ 20 ～ 24 歳　■ 25 ～ 29 歳　■ 30 ～ 39 歳

厚生労働科学研究「総合的な思春期・若年成人（AYA）世代のがん対策のあり方に関する研究」班
の全国調査（2015 ～ 2017 年）を参考に作成

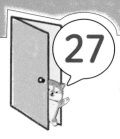

27 がんや治療について 周囲の人に説明する

社会生活を送るうえで、周囲の人に何もかもすべてを話す必要はありませんが、自分の状況を説明しておいたほうがよいこともあります。知っておいてほしいことを整理して伝えるようにしましょう。

病気や治療のことは周囲の人に話したほうがいいの？

　がんの治療は長期にわたることも多く、入院や通院、自宅療養などで、日常生活に影響が出てくる場合があります。今までと同じような生活が難しくなったときには、周りの人々の協力やサポートが必要です。家族はもちろん、友人、職場の上司や同僚、また学校の先生などには自分の状況についてある程度伝えておくことで、治療を続けながらの生活への理解やサポートを得やすくなるでしょう。

　がんや治療について、必ず周囲の人に伝えなければいけないということはありませんが、周囲の人に話すことで自分の不安が和らいだり、ひとりで抱えていた悩みが解決するということもあります。

　とくに診断されたばかりのつらい気持ちのときは、周りの人に病気のこと伝える心の余裕がないかもしれません。そのようなときは、周囲の人に話す必要はありません。病気のことを伝えるのは、治療が始まって、治療の方針やスケジュールなどがわかってからでも遅くありません。

伝えたいこと、伝えないことを整理しておく

　がんの治療をすることが決まったら、伝える相手やタイミング、伝える内容などを、自分自身で整理しておくとよいでしょう。

　自分がどのような生活をしたいのかによっても違ってきます。伝える内容を整理しておきましょう。自分は、誰にどんな内容をどこまで話したいのか、ということをしっかり考えてみましょう。

質問されそうなことへの答えを考えておく

　病気や治療のことを周囲の人に話す際には、質問されそうなことへの答えを、あらかじめ考えておくと慌てずにすみます。よくされる質問は、「いつ病気がわかったの？」「なぜわかったの？」「手術をするの？」「どんな治療をするの？」などでしょう。

　なかにはこちらが傷ついてしまうような質問をしてくる人も、いるかもしれません。しかし、質問されたことすべてに答える必要はありません。自分が相手に知っておいてほしいことを中心に伝えればよいでしょう。

言われて傷ついた言葉・うれしかった言葉

　がん患者さんが言われて傷ついた言葉として、「がんばって」と「大丈夫」の2つがあります。「がんばって」と言われると、「すでにこんなにがんばっているのに、これ以上どうしろと言うの」と思って傷つく人もいます。また、「がんでも10年以上元気な人がいるから、大丈夫！」などと言われると、「私のがんと同じとは限らないのに、無責任なことを言わないでほしい」と感じる人もいます。

　一方で、この2つの言葉を言われてうれしかった言葉として、あげる人もいます。同じ言葉であっても、お互いの関係性や、会話の場面、言葉のニュアンスなどによって、伝わり方は違ってきます。

　もし、言葉で傷ついたと感じたら、率直に相手に伝えてみてもよいでしょう。伝えることで、あなたの気持ちや状況をより理解してくれて、サポートしてくれる人も見つかるかもしれません。

● 言われて傷ついた言葉の例

ステージは？

どこの病院？

早く見つかってよ
かったじゃない

意外と元気そうだね

傷跡はどう
なってるの？

受け入れよう

病院や病状のことを詳細に
聞かれると、心配してくれ
ているというより、興味本
位なのかなと感じた

がんの家系なの？

食事が間違って
たんじゃない？

まだ若いのにね

～してたせい？

かわいそうに

自分や家族のせいで
病気になったように
言われて傷ついた

かわいそうな人とい
う扱いをされるのは
つらかった

● 言われてうれしかった言葉の例

不安になって当たり
前だよ

よくがんばったね！

応援してるよ

無理しなくて大丈夫

休めるときはしっか
り休んでいいんだよ

何か困ったことが
あったら、遠慮なく
言ってね

がんばってること、
みんなわかってるよ

122

今後どのように接してほしいかを伝える

　患者さん本人は、今までと同じように接してほしいと思っていても、がんであると伝えると、必要以上に気を遣ってくれる人もいます。また、頼んでもいないのに、科学的根拠が不十分な情報や個人の経験談を伝えてくる人もいます。

　「今までと同じように接してほしい」とか、「気を遣いすぎないでほしい」「がんに関する不確定な情報は伝えないでほしい」などと、はっきりと伝えておいたほうがよいでしょう。

外見の変化から周囲にがんと気づかれるのが不安なとき

　がん治療により、脱毛したり皮膚の色が変化したりすると、「周囲に理由を説明しなければならないのでは」と不安になる人もいます。しかし、本当の理由を説明する必要はありません。たとえば、「今、染めた色が似合わなくて、ウイッグを使っている」とか「急にシミが増えてきてメイクしている」などと答えればいいでしょう。それでも聞いてくる人がいる場合は、「気にしてるから、もう聞かないで」などと言って、会話を終わらせましょう。

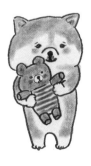

28 配偶者（パートナー）や恋人に どのように伝えるか

がんであることがわかったら、配偶者（パートナー）や恋人にどのように伝えればよいか迷うことでしょう。相手の気持ちもきちんと聞いて、二人の関係についてよく話し合いましょう。

二人のこれからについて共に向き合うには

　配偶者（パートナー）ががんだとわかったとき、お互いに動揺して不安でいっぱいになるでしょう。がんの告知を受けた本人はもちろん、配偶者（パートナー）も同様にショックを受けます。診断後すぐには、冷静に話をするのは難しいかもしれません。しかし、治療の選択から始まり、毎日の家事や育児、仕事など、病気がもたらす様々な変化にどう対処していくか、二人できちんと話し合う必要があります。少し時間をおき、気持ちが落ち着いてきたら、静かな環境で二人でゆったりと話をするようにしましょう。

　話をするときには、まず相手の気持ちや考えを聞いてみること、そして、自分の気持ちをできるだけ素直に伝えてみることがとても大切になります。お互いの心配事や、してほしいことなどは具体的に伝え合うことで、思い違いなどに気づいたり、相手をより深く理解できるでしょう。配偶者（パートナー）に支えられていると感じられることは、困難を乗り越えるための大きな力になります。

恋人に病気のことを伝えるときは

　若いがん患者さんのなかには、恋人ができたばかりだったり、結婚を考えている相手がいたりするかもしれません。相手との関係性によって、その後の付き合いをどうするか、伝えるか伝えないか、伝えるタイミングはどうするかなど……悩むことも多いと思います。カップルがうまくいかな

くなる原因は病気以外にもたくさんあるのですが、がん患者さんはどうしても「病気を理由に相手に拒絶されるのではないか」と懸念してしまいがちです。いろいろ考えるうちに「別れたほうがいいのかも」と、自分だけで結論を出してしまう人もいます。また、相手の反応が不安で恋愛に踏み出せないという人もいます。

　しかし、相手の気持ちはきちんと聞いてみなければわかりません。「この人になら話してもいい」と思った時点で、病気のことを伝え、自分の気持ちや、不安に思っていることなどを話してみても良いのではないでしょうか。

結婚について話し合う

　結婚を考えるときには、将来子どもを持つことや、相手の親族への病気の伝え方など、悩むこともあるでしょう。しかし、大切なのはお互いを思う気持ちです。夫婦として、この先どのような人生設計を描くのか、二人がよく話し合って決めましょう。

妊孕性について話し合う

　がんの治療内容や使用する薬剤によっては不妊になる可能性があります。これから子どもをもつ可能性のある人にとっては重要な問題です。
　妊孕性については、医師からきちんと説明を受けた上で、治療方法の選択についてもよく考える必要があります。しかし、病状やがんの種類によっては、がんの治療を遅らせる猶予がない場合もあり、治療方法の選択までに十分な時間がないこともあります。
　将来的に子どもを持つことを望む場合には、妊孕性を保つ治療方法を選択できる場合もあるので、主治医や看護師によく相談してみましょう（→ P.107）。

29 親きょうだいにどのように伝えるか

親やきょうだいに病気のことを伝えるときは、「自分よりもショックを受けてしまうのでは」と緊張するかもしれません。伝え方やタイミングなどを考えてみましょう。

病気のことを伝えるタイミングは大切

がんを告知されたとき、家族にどう伝えるかは誰もが悩む問題でしょう。「親のほうがショックを受けて落ち込んでしまうのではないか」「心配させたくない」という気持ちから、病気のことを伝えるべきか迷う患者さんも多いようです。

伝え方やタイミングには工夫が必要です。ある程度、治療の見通しなどが立ってから伝える、何かわかったときにそのつど伝える、など親の性格などによって工夫しながら伝えるとよいでしょう。また、病気に対してどんな治療をするのか、どんな先生なのか、といった情報を伝えることは相手に安心感を与えます。

親への伝え方

親への伝え方は、同居か、別居（主に遠方）かなどによっても違ってきます。同居の場合は、病気のことを隠しておくのは難しいので、早い段階で伝えておきましょう。顔を見て話をするのが一番ですが、事前に電話やメールで「検査結果があまり良くなかったので後で詳しく話したい」などと伝えておくと、心の準備をしてもらえるでしょう。

別居の場合は、電話やメールで状況を知らせることになりますが、今後の治療方針などがはっきり決まってから報告するケースが多いようです。病気のことを伝えた後は、「特に変わりはないよ」というひと言でもよいので、自分の体調や治療について定期的に連絡することが大切です。親が

高齢の場合は、わかりやすく丁寧に伝え、現在の状況や治療のことなどを定期的に報告することが大切です。何も言わないままでいると、かえって不安にさせてしまいます。

　パートナーの親に伝えるときは、パートナーから伝えてもらうのがよいでしょう。また親自身が病気に罹っている、親子の関係性を考えると話しづらいなど、どうしても親に話せないということもあるでしょう。そのようなときには、無理に伝えなくてもかまいません。

● 親に話せないとき

　親自身が病気で大変な状況だったり、親子の関係性を考えると話しづらいなど、どうしても親に話せないという場合もあるでしょう。そんなときは、無理に伝えなくてもかまいません。ただ、意外と親のほうが強くしっかりしていることもあります。「心配をかけたくない」「迷惑をかけたくない」という思いもあるでしょうが、きちんと話をすることでサポートを得られることもあります。

きょうだいへの伝え方

　遺伝性腫瘍の場合は、きょうだいにも伝える必要があります。遺伝性腫瘍とは、生まれつきがんを発症しやすい体質を持っていることをあらわします。家系内に若くしてがんに罹患した人がいる、何回もがんに罹患した人がいる、特定のがんが多発している、というような特徴が見られることが多いとされています。

　採血による遺伝学的検査で診断することができ、結果によって遺伝性腫瘍の特徴に合わせたがんの予防方法を選択できます。まずはカウンセリングを受けるようすすめるのが第一です。

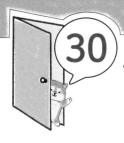

30 子どもにどのように伝えるか

AYA世代で子どもがいる人は、子どもがまだ小さい人も多いです。子どもにがんをどのように伝えればよいのか、とても悩むでしょう。子どもがまだ幼いのか、思春期なのかによって伝え方も変わってきます。

子どもの年齢によって受け取り方も様々

　親ががんであると知らされた子どもにとって、その影響は小さくありません。子どもの年齢によって、受け取り方や反応も変わってきます。

　子どもが6歳前後までは、がんという病気について知らないため、ショックを受けることは少ないとされます。病気のことはやさしく説明し、治療中は誰が世話をしてくれるのかを伝えます。普段と変わらない生活が送れるのだという安心感を与えるような伝え方が大切です。

　小学生ぐらいになると、がんについてある程度理解できるようになります。すると、親を助けようと家事を手伝ったり、きょうだいがいれば面倒をみたりしてくれますが、頑張りすぎてしまうこともあります。病気のことを聞かれたら、「薬でがん細胞を退治するんだよ」などと具体的な言葉を使いながら誠実に説明することが大切です。

　思春期の子どもは、自立と依存の間で揺れ動く微妙な時期なので、心配する気持ちはあるけれど、病気の話を嫌がったり、不安な気持ちを反抗的な態度で表したりすることもあります。10代ともなれば、いろいろなことを理解しているので、診断、治療などについては正確なことを伝える必要があります。不正確な情報で余計な不安を与えることのないようにしましょう。もし、親の病気のことで不安になってしまうときは、友人や親戚、医療スタッフなどに相談してもよいのだと伝えておきましょう。

子どもへの伝え方の工夫

　子どもはたとえ幼くても家族の変化を敏感に感じ取っています。いつもとは違う親の雰囲気に不安を感じているかもしれません。事実を知らされずにいることで、実際以上に悪い想像を膨らませてしまうこともあるので、「大事なことをお話ししていい？」などと子どもの様子を見ながら、病気のことをわかりすく説明しましょう。

　親の病気について知ることは、知らされずにいるよりも、「自分はここにいてもいい」「すぐにこの生活が壊れるわけではない」という安心感につながると言われています。

　子どもに伝えるときは、まず「がん」という病名をきちんと伝えることです。さらに、人にうつるような病気ではないということも伝えてください。また、何よりも、「がんになったのは誰のせいでもない」ことをしっかりと伝えることが大切です。子どもは、「がんになったのは自分が迷惑をかけたせいではないか」「（自分の存在が）ストレスだったのではないか」と考えがちです。「誰かが何かをしたからがんになったわけではない」ということを伝えてください。

　そして、子どもからの質問にはできるだけ正確に答えましょう。すぐに答えられないような質問をされたときは、「先生によく聞いてくるから少し待ってね」「もう少し調べてから答えるね」と伝え、後できちんと答えましょう。

第5章

周囲の人とのコミュニケーション

子どもの理解度に応じて
ゆっくり話しましょう。

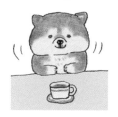

話をするときは、子どもが安心して聞けるように、落ち着いた声で穏やかに話をするように心がけます。また、治療計画についてもきちんと話をして、生活がどのように変化するのか、治療の副作用、体調が悪い日があることなども話しておきましょう。

病気について伝えた後は

　病気について子どもに伝えた後は、これまでと変わらない日常生活を心がけながら、子どもの様子を見守りましょう。食べたり、寝たり、遊んだり、好きなことをしたりする様子に、伝えた前後で大きな変化がないか、しばらく注意を向けてください。もし、様子が心配な場合には、家以外の場所で子どもに関わっている大人（保育所・幼稚園や学校の先生など）に「最近、気になる様子はありますか」などと聞いてみましょう。子どものことをよく知る周りの大人にも、可能な範囲で状況を伝え、子どもの様子を見守ってもらうように協力を依頼しておくのも1つの方法です。

困ったときは第三者に相談する

　自分の病気のことを子どもに伝えるのは、非常に負担の大きいものです。特に病気の告知を受けた直後には、気持ちが落ち込んだり、考えがまとまらなくなったりという心の反応が起きるのは自然なことです。まずは自分自身の気持ちが落ち着いてから、子どもに伝えることを考えましょう。
　子どもへの伝え方に悩んだときや、子育てをしながらの治療や生活に困ったときは、ひとりで抱え込まず、まずは周囲の人に相談しましょう。共に子育てをするパートナーや家族、友人など、誰かに話すことで、今の状況や気持ちが整理でき、気分が少し軽くなるかもしれません。担当医や看護師などの医療者や、がん相談支援センターにも相談できます。

親ががんになったことを子どもにどのように伝え、支えるか

子どもの年齢	病気や病状の理解	伝えることで予想される反応・理解
乳幼児 （0～2歳）	理解は困難ですが、親の不安な気持ちを感じとる	**反応** ● 眠りが浅い、食べない、泣くなどで不安を表現する。年齢より幼く振る舞い、甘える様子を見せる
幼児期 （~5歳）	親の身に起こった病気の原因を自分のせいだと捉えることがある。また、自分の生活パターンの変化を気にして、繰り返し同じ質問をすることがある 【例】「病気は私のせい？いい子でいたら治る？」	**対応** ● スキンシップを大切に、愛情を伝える ● 不安や気がかりの表現に対して「心配してくれてありがとう」と肯定する。そのうえで、「風邪とは違う病気である」「誰かのせいでなる病気ではない」「（子どもの）世話をしてくれる人がいる」ことを伝える
学童期 （~12歳）	理解や行動の仕方は個別性が高いが、低学年でも病気、治療、副作用について、見える変化（現実）と親から聞く内容（認識）との整合性を保たれると、年齢に応じた理解が促進される 【例】「元気に見えるのに、どうして病院に行くの？」「学校に行っている間に死んじゃうのでは……」	**反応** 周囲の変化に敏感であるため、「通院はいつまでか」「一緒に○○できるようになるか」など、不安を言葉にする **対応** ● 一度にすべてを伝えず、わかっている事実（現状）を具体的に伝える。返答に迷うことは、返答しないで「今度、返事する」と約束する ● 「治したい（一緒に○○したい）と思って治療している」という思いや愛情を伝える
思春期 （12歳～）	病気や病状を理解できるが、親より同年代の関わりや活動を通して自我を形成するプロセスにあるため、大人に頼らない様子を見せることがある	**反応** 親の病気について、何も気にしていないような様子や、同年代の仲間との活動を優先して過ごすような姿が見える **対応** ● 親の側が知っていてほしい現状（変化）を伝える場合、子どもの側にも何か聞きたいことの有無、病院に一緒に行くか行かないか等の意思や行動の選択肢を伝える

国立がん研究センター中央病院看護部「生活の工夫カード」を参考に作成

31 友人にどのように伝えるか

がん治療は、とてもプライベートなことなので、誰に何をどこまで伝えればよいのかとても悩みます。必ず伝えるべきことではありませんし、自分のタイミングで伝えるのがベストでしょう。

友人に伝えるかどうか

　生活を共にしている家族とは違い、治療のことを伝えなくても何とか付き合っていけそうな友人に話す必要があるのか、相手もつらい気持ちにさせてしまうのではないかと、友人に伝えるかどうかを迷う人は多いと思います。

　話すべきかどうか、悩むようだったら、「きっとまだそのタイミングではないのだ」と考えてみると少し気持ちが楽になるかもしれません。病気というプライバシーに関することを、大切に取り扱ってくれる、心の支えになってくれるような信頼できる友人に、「今、伝えたい」と思うタイミングで話せばよいのではないでしょうか。

　まずは親しい友人にだけ話し、そのほかの友人には、一通りがん治療が終わって落ち着いてから話をしたり、年賀状やメールで伝えたという人が多いようです。たまに会う程度の友人の場合は、結局ずっと伝えないまま過ごしている、という人もいます。

友人に伝えると決めたら

　友人に話そうと思ったなら、伝えたい内容がきちんと伝わるように、あらかじめ伝えたいことを書き出しておいてもよいでしょう。医師から伝えられた言葉の中から、自分自身が病気についてイメージしやすかった言葉を選んで話してみると、伝わりやすいかもしれません。

ただ、誰かに話をするとどうしても噂が広がってしまう可能性があります。あまりオープンにしたくないときは、「他の人には言わないでほしい」ときちんと伝えてから話しましょう。

友人に引かれないか心配なときは

「がん」という病名を告げるとき、友人はあなたが予想する以上に戸惑ってしまうかもしれません。病気のことをよく知らず、ただ怖い病気と思っている人もいるので、とっさには言葉に詰まったり、聞きたくなかったような言葉をかけてくるということもあり得ます。

相手の反応に傷ついてしまうこともあるかもしれませんが、あなたが話してみようと思った相手を信じて、時間をかけて伝えていけばよいと思います。相手にもショックを受け入れる時間が必要です。

信頼できる友人は心の支えになってくれますし、生活のサポートをお願いできるかもしれません。また、誰かに理解してもらえるということは、治療を進めていくうえで大きな力になります。

あなたには聞いてもらいたいの……

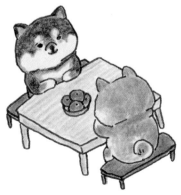

32 身近な人ががんになったら

がんは身近な病気になりつつあります。家族など身近な人ががんになったとき、どのように寄り添ったらその人の力や支えになれるのか考えてみましょう。

がんになった人をどのように支えればよいのか

　がん患者さんのほとんどは、特別扱いされたり、はれ物に触るように接してほしいわけではありません。むしろ、それまでと変わらずに同じように接してほしいと思っています。患者さんの気持ちをできるだけ理解し、尊重するように努めましょう。

● がんの診断を受けたあと

　がんの診断を受けてしばらくの間は、個人差はあっても精神的に不安定になり、浮き沈みを繰り返す患者さんが多いということは、周囲の人がまず理解しておきましょう。患者さんの心が落ち着くまでは、患者さんの話に静かに耳を傾けることが大切です。「しっかり話を聞いてもらえると、安心感を得られる」という患者さんの声は多く聞かれます。患者さんが話をしているときに、自分の意見を言ったり、途中でさえぎったりしないよう注意しましょう。とくに、家族は良かれと思ってついアドバイスをしがちですが、不安を抱えている時期の患者さんは、「自分の気持ちをわかってくれていない」と感じてしまいます。

● 治療が始まってから

　治療が始まってからは、患者さんとよく話をして情報を共有するようにしましょう。可能であれば、一緒に医師や看護師の話を聞くことで患者さんの気持ちの負担を軽くすることもできます。混乱しているであろう本人に代わって冷静に話ができ、医療者への要望を伝えることもできます。

　入院する場合は、洗濯・買い物などの身の回りのサポートをすること

診断後の患者さん本人と家族の声の例

患者として悩んだこと

- 心配させて申し訳ない
- 落ち込んでる姿を見せられない
- 家族であっても自分の気持ちはわかってもらえない
- 家族にしか気持ちをぶつけられずに、当たってしまった

家族として工夫したこと

- なるべく普通に接するようにした
- 黙ってそばにいた
- とりとめのない話でも耳を傾けた
- なるべくゆっくりしてもらうよう、家のことを手伝った
- 病気に関する正しい情報を調べた

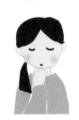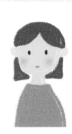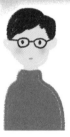

国立がん研究センターがん情報サービス 冊子「家族ががんになったとき」を参考に作成

ができますが、患者さんによって必要なサポートはそれぞれ異なるので、まずは、本人の希望を確認しながら支えていきましょう。遠くからでもできるサポートとしては、電話で話を聞く、メール等で連絡を取り合うなども、患者さんの気持ちの支えになれるでしょう。

正しい情報を得ることが大切

　がんといっても、その種類や進行度によって状態は様々です。診療に付き添ったときなどは、患者さんと一緒に担当医の話をよく聞いて、病状を正確に把握することが大切です。疑問点は遠慮せずに質問しましょう。適切な情報を得て、病気や治療の理解を深めることで、漠然とした不安な気持ちが軽減することがあります。どんな情報をどのように探したらよいかなどは、がん相談支援センターで相談できます。

患者さんを支える家族にも休養や支援は必要

　家族ががんと診断され、「どうして気づいてあげられなかったのだろう」と自分を責めたり、「大切な人を失うのではないか」と不安になったりするのはごく自然なことです。そうしたなかで、家族は「一番つらいのは本人だから」と、つらい気持ちや落ち込みなどを我慢することが少なくありません。こうしたことから、がんになった患者さんと同様に精神的負担がかかる家族は、「第二の患者」とも言われています。

　しかし、患者さんを支えていくためには、家族や周囲の人も元気でいることが大切です。ときには体を休めて自分自身をケアしましょう。つらい気持ちが続いたときや、看病と仕事や家事の両立などで困ったときには、がん相談支援センターへ相談しましょう。話をするなかで、不安や疑問が明確になることや、ご自身が大切にしたいことに気がつくこともあります。

　国立がん研究センターのウェブサイト「がん情報サービス」では「患者さんを支える家族のための6か条」を出していますので、こちらも参考にしてみましょう。

患者さんを支える家族のための6か条

❶ がん情報を集める

❷ 自分にどういう援助ができるか考える

❸ 患者さんの言動の変化や繰り返しを想定する

❹ 患者さんの要望をよく聞く

❺ 患者さんの要望に沿っているかどうか常に確認する

❻ 家族も自分の生活を大切にする

国立がん研究センター がん情報サービス「家族ががんになったとき」より

子どもががんと診断されたら

　子どもががんの診断を受けるということは、親にとってかなり精神的に
ショックな出来事です。「何がいけなかったのだろうか」などと自分を責
めてしまい、体調を崩してしまうこともあります。

　しかし、子どものケアはもちろん日常生活も続けていかなければなりま
せんし、仕事をしていれば、仕事との両立も求められます。つらいときは、
ひとりで抱えこまずに周りの人に助けを求めましょう。無理をせずに、休
めるときは休んで自分の体調管理にも気をつけてください。

　子どもにきょうだいがいる場合に気をつけてほしいのは、病気の子ども
にかかりきりになり、他の子どもの不調に気づかないことです。病気のこ
とを何も伝えずに家庭内の雰囲気が変わると、不安だけがつのります。そ
うならないように、きょうだいへの説明も大事なことです。

　頑張りすぎて心が疲れてしまったときは、迷わずに専門家の助けを借り
ましょう。「がん相談センター」でも相談にのってくれますので、まずは
誰かに相談してみましょう。

困難な状況に際して、周囲の力を借りること
はとても大切です。患者さんを支える家族も
元気でいられるように、専門家の助けも借り
ましょう。

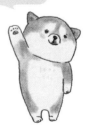

ニュアンスで変わる
「大丈夫」という言葉

（30代女性　大腸がん）

　がんであると告知されたときは、ただひたすら落ち込んでしまいました。その日は、現実逃避してしまい帰宅後すぐに寝てしまいました。

　ひとり暮らしだったので、家に話をする相手もなく呆然としていたときに、親友が心配して来てくれ、本当にありがたかったです。たくさん話を聞いてもらえて落ち着いてきたのを覚えています。

　友人や知人がかけてくれる「大丈夫だから」という言葉には励まされることが多かったのですが、ただこの言葉、相手との関係やニュアンスによって、とても印象が変わるのだということも知りました。

　ものすごく軽い感じで言われた、ある友人からの上から目線の「大丈夫、大丈夫」という言葉。「自分の母親もがんだったけど、手術したら元気になったから大丈夫よ」という意味だったようですが、状態や状況は人によって違います。そうした事情を何も知らないまま発せられる「大丈夫」という言葉は、他人事であるという印象しかありませんでした。それならば、何も言わないでほしかったと思いました。

　ほかにもシチュエーションによっては「がんばれ」と「受け入れよう」という言葉に傷ついたこともありました。その言葉を言った友人は、励ましてくれているつもりなのはわかるのですが、すでにがんばっている身としては、これ以上どうすればいいのかという気持ちになってしまったのです。

　一方で、本当に親身になって心配してくれた友人もたくさんいました。そんな友人たちには本当に救われました。

第**6**章
情報との付き合い方

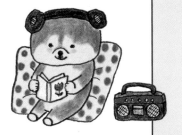

33 インターネットやSNSの情報との付き合い方

何か疑問があれば、すぐにパソコンやスマホで検索することができる時代です。ただし、間違った情報もあるので、信頼できるサイトから情報を収集しましょう。

情報は正しく理解する

がんと診断されると、様々な不安や心配が出てきます。病気や治療法について、薬の副作用はもちろん後遺症や心の健康についても心配になるでしょう。情報を得ることは、治療を進めていくうえで大きな力になります。情報は信頼できるところから得ましょう。

がんの情報を探す5つのポイント

国立がん研究センターは、がんの情報を探すときの5つのポイントとして、下記をあげています。

❶ 今、必要な情報は何か、考える

状況によって、必要となる情報は様々です。あなたにとって、いま必要な情報は何か、考えてみましょう。メモに書き出すことで、頭の中を整理し、人に伝えることのきっかけとなり、情報のありかを探すことにつながるかもしれません。

❷ インターネットを活用する

インターネットを活用すると、たくさんの情報を簡単に入手できます。自分で使えなければ家族など周囲の人に調べてもらいましょう。

❸ がん相談支援センターを利用する

情報の探し方がわからないときには、がん診療連携拠点病院の
がん相談支援センターを利用してみましょう。相談員と話すう
ちに、問題が整理できることもあります。

❹ 信頼できる情報か、考える

情報の正しさと、その情報が自分に当てはまるかどうかを判断
するときには、情報の信頼性が大切です。複数の情報を照らし
合わせ、担当医に確認して判断しましょう。

健康食品やサプリメントなどの補完代替療法のうち、がんへの
効果が証明されたものはありません。中には有害なものもあり
ますので、注意しましょう。

❺ 行動する前に、周囲の意見を聞く

得られた情報をもとに行動する前に、担当医や家族、また患者仲
間などに意見を求めましょう。あなたの判断の助けになります。

がんの情報が正しいかどうかを見極める

情報の見極め方については、3つのポイントにまとめています。

❶ いつの情報か

医療に関する情報は研究が進められるにつれて進歩していま
す。これまで信じられていた情報が、研究が進んだことで、間
違っていたことが明らかになることもあります。古い情報や、
いつのものであるかが不明な情報は、そのまま信じない方がよ
いでしょう。

❷ だれが発信しているか

薬や食品などの企業による販売目的の広告ではないか確認しましょう。効果が確認されていない治療法や食品などの宣伝を目的としている場合には、信頼できる情報とは言えません。

また、著名な先生であったとしても、その先生個人の意見の場合には、必ずしも科学的に正しいとは言えない場合があります。

❸ 何を根拠にしているか

ある物質が多くの人のがんに有効であると科学的に確認されるためには、試験管での実験から始まって、動物、少数の人、何十人、何百人、場合によっては何万人の人を対象とした何段階にも及ぶ研究が必要です。ネズミで効果があったという研究結果があっても、人での効果がきちんと確認されていない場合はまだ信頼できる情報ではありません。

国立がん研究センターがん情報サービス「情報を探すときのポイントとは」より引用

SNS を上手に利用する

　SNSで発信された情報も、正しいものもあれば正しくない情報もあります。特にSNSは、患者さんや家族の不安を煽るような内容もあるので注意が必要です。SNSでは、患者さんたちが自身の体験談を発信していることも多いです。大変な治療を乗り越えて元気になった体験者の話は、治療を続けている患者さんにとっておおいに励みになります。しかしその反面、具体的な内容が患者さんの不安をさらに煽ってしまうこともあります。

　他の人がどのような体験をしているのか知りたいと思ったら、現在治療中の方の体験談ではなく、すでに治療が終わって元気になっている人の体験談を読むほうが、より元気をもらえるでしょう。

34 ピアサポートを上手に活用する

同じような体験をした、同じような立場の人が、お互いに助け合える支援をピアサポートといいます。体験した人にしかわからないような話を分かち合うことは、不安の軽減につながるでしょう。

ピアサポートとは

「ピア（peer）」は、対等な「仲間」「同士」を、「サポート（support)」は、「支える」「支援する」ことを意味する言葉です。「ピアサポート」とは、「仲間同士で支え合い、サポートし合う」ことを意味しています。

がんのピアサポートでは、がんの体験者（当事者、家族）が自らの経験や、そこから得た学びをもとに、同じ立場の人の悩みや不安な気持ちを理解し、共感しながら話を聞いたり、ともに考えたりします。家族や親族、友人、医療者などには話しづらいことでも、同じ立場の人だからこそ言えることがあります。同じような立場や、同じようながんの体験者同士がお互いに支え合うことで、不安や悩みの解消につながります。

ピアサポートを利用することのメリット

ピアサポートには、様々なメリットがあります。たとえば、他の人の経験を聞くことで、自分の悩みを解決する糸口を見つけたり、問題との付き合い方を学んだりすることもできます。また、自分の体験を話すことで、自分自身が病気のことを、どのように受け止めていたのかがはっきり見えてくることもあります。これらの体験で、自分が誰かの力になれるということを知り、自信を取り戻すきっかけになるともいわれています。

ピアサポートには、病院などで開催されているがん体験者同士が交流するがんサロンや、患者会など様々な集まりがあります。オンラインで交流しているところもあります。がん相談支援センターなどに相談してみましょう。

SNS は癒しにもなれば毒にもなる

（20 代男性　甲状腺がん）

　がんになったとき、情報を集めるのにインターネットがとても役に立ちました。

　自分のがんや治療法だけでなく、病院の選び方や、その病院でどんな治療ができるのかなども調べられるので、インターネットの情報を参考に治療するための病院を選びました。

　こうした情報はもちろん、たくさんのがん患者の体験談を見ることもできます。最近では芸能人が病気をカミングアウトして SNS に治療経過を公表しているので、自分と同じ病気の人がいると気になって見てしまいそうでした。見ようか見まいかという気持ちと格闘しているときに、友人から「体験談を見ると落ち込むし見ないほうがいいよ」と言われました。そう言われて「やっぱりそうか」と思ったのです。

　病気の状況は人それぞれですし、同じ病気でも同じ経過をたどるとは限りません。体験談の病状があまり芳しくない方向に進んでしまったときに、自分も一緒に落ち込んでしまうおそれがあると思いました。自分は特にそのような傾向があるので、テレビで同じがんの治療を受けている人のドキュメンタリー番組などを見ることができませんでした。

　ただ、重い症状だった人が劇的に回復したという話は励みになりますし、元気をもらえます。体験談を読むのなら、症状が回復しすっかり元気になった人の話がいいと思いました。

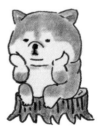

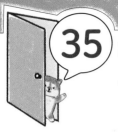

35 がんの治療はどんなことに お金がかかるの？

がんの治療は、公的医療保険を使える治療法から使えない治療法まで様々です。治療や通院にかかるお金の目安や、治療後の療養生活を経済的に支える支援制度を知っておくことは大切です。

がんの治療ではどんなお金がかかるの？

がんの治療は長期にわたり、その費用が高額になることもあります。治療のための検査から始まり、入院、手術、通院など……どのようなことにお金がかかるのか、まずは知っておきましょう。

がんの治療にかかる主な費用

公的医療保険の対象となるもの	それ以外にかかる費用
＊診察費	＊通院・入院時の交通費
＊検査費	＊公的医療保険の対象外の治療の費用（開発中の試験的な治療法や薬、医療機器を使った利用など）
＊入院費	
＊手術、放射線治療、薬物療法などの費用	＊差額ベッド代（個室など）
＊薬代　など	＊診断書などの作成料
	＊入院中の食費
	＊入院中の各種レンタル代（タオルなど）
	＊日用品
	＊医療用ウィッグ
	＊家族の交通費・宿泊費
	＊お見舞いのお返し
	＊生活費

標準治療と先進医療

　現段階で医学的に効果が証明された最善の治療を「標準治療」と呼びます。標準治療は多くの患者さんに対して行われることが推奨され、健康保険などの公的医療保険の対象です。全国のがん診療連携拠点病院などのがんの治療を行う病院では、診療ガイドラインに沿った標準治療が行われています。

　対して「先進医療」とは、主に大学病院や研究施設などによって研究・開発され、臨床試験を行うことで確立してきた先進的な治療法のうち、標準的な治療法として公的医療保険を適用するかどうか検討中の医療です。

　"先進"という言葉がついていると、最新の医療技術を用いたもっともよい治療だと思う人もいるかもしれませんが、研究段階の治療で効果や安全性は証明されていません。先進医療は、医療技術ごとに対象となる疾患や症状等、実施できる医療機関が限定されています。また費用は全額自己負担です。先進医療は高額になりがちで、たとえば粒子線治療費全体では300万円前後が多いようです。

治療費はどれぐらいかかるの？

　がんの治療にかかる費用は、がんの種類、病状、治療内容などによって変わります。また医療費の価格設定が定期的に見直されるため、治療する年によっても若干異なるのですが、仮に2週間程度の入院をした場合、自己負担分だけで30万円前後の費用がかかるともいわれています。

　手術で入院になった場合には手術代や入院費の他に、日用品や消耗品、寝衣、テレビカードなどの購入費用や、人によってはお見舞いの返礼品の費用が別途かかります。退院後にも、通院での治療や定期検診などで費用はかかります。他にも診断書や生命保険会社への証明書の作成料などが必要な場合もあります。

AYA世代は介護保険制度を利用できません。自治体によっては介護サービスなど療養生活に必要な費用を助成していますので、がん相談支援センターや病院の相談窓口などで相談してみましょう。

保険適用外でも負担軽減されるものも

通常、健康保険適用外の治療を選択すると、「自由診療」として医療費は全額自己負担になります。検査や入院、薬剤費もすべて保険外となります。原則として公的医療保険ではひとつの病気の治療に対して、保険診療と自由診療を混ぜて行う「混合診療」を認めていないからです。

しかし、「先進医療に係る費用」（技術料）は患者さんの全額自己負担になりますが、それ以外の通常の診療と共通する部分（診察、検査、投薬、入院料等）の費用は、通常の保険診療と同様に公的医療保険を使うことができます。

「先進医療に係る費用」は医療の種類や病院によって異なるので、詳細は各施設に問い合わせてください。

● 先進医療を受けた場合

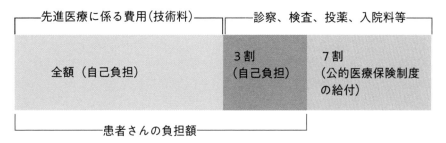

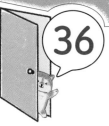

36 お金のことは どこに相談すればいいの？

がんの治療には多額の費用がかかります。すぐに用意できないことも
あるでしょう。経済的支援をしてくれる制度もありますので、がん相
談支援センターなどに相談してみましょう。

相談窓口はどこにあるの？

　病気のことだけではなく、できれば、治療が始まる前に利用できる経済
的支援制度についても調べておきましょう。

　がん診療連携拠点病院にあるがん相談支援センターは、誰でも無料で相
談することができます。他にも、各自治体の相談窓口や病院のソーシャル
ワーカーなどに相談することができます。

利用できる相談窓口と制度

● 医療費の負担を軽くする公的制度

相談内容	利用できる制度	相談窓口
医療費の払い戻しを受けたい（→ P.151）	高額療養費制度（限度額適用認定証）	→ 加入している公的医療保険の窓口
税金の還付を受けたい	医療費控除	→ 居住地を管轄する税務署

● 生活を支える制度（生活費などの助成や給付など）

相談内容	利用できる制度	相談窓口
がんで休職することになった	傷病手当金 ＊国民健康保険にはありません。	→ 勤務先の担当者、協会けんぽ、健康保険組合など

第7章

お金のこと

149

相談内容	利用できる制度	相談窓口
仕事を辞めるかどうか悩むとき、辞めたとき	雇用保険制度	→ ハローワーク
障害が残る可能性があるとき	障害年金・障害手当金（一時金）	→ 年金事務所、年金相談センター、市区町村の国民年金担当窓口
	身体障害者手帳	→ 市区町村の障害福祉担当窓口
生活が苦しいとき	生活福祉資金貸付制度	→ 市区町村の社会福祉協議会
	生活保護制度	→ 居住地の市町村の担当窓口（福祉事務所）

● 介護保険制度

相談内容	利用できる制度	相談窓口
介護が必要となる可能性があるとき	介護保険制度（訪問介護、訪問看護、通所介護、福祉用具レンタルなど）	→ 市区町村の介護保険担当窓口、地域包括支援センター、居宅介護支援事業所、医療機関の相談窓口（退院支援担当等）など

● 民間保険

相談内容	利用できる制度	相談窓口
保障の内容を確認したい、給付金などを受け取りたいとき	給付金、各種特約	→ 加入している保険会社の担当者、窓口、コールセンターなど

37 経済的な支援制度には どんなものがあるの？

がんの治療には多額の費用がかかります。経済的な事情などによって、すぐに払えなかったり一度に払えないこともあるでしょう。そうした場合に、経済的に支援してくれる公的な制度があります。

高額療養費制度

公的医療保険の対象になる医療費で、1カ月（1日〜末日）の間に医療機関や薬局の窓口で支払った金額が一定額（自己負担限度額）を超えたとき、超えた分の金額があとで払い戻される制度です。

あとから払い戻しはされますが、一時的な支払いは患者さんにとって大きな負担になります。そのような場合は、マイナ保険証（健康保険証として利用登録を行ったマイナンバーカード）で受診すれば、手続きなしで医療機関の窓口での1カ月の支払いが最初から自己負担限度額までになります。

詳しくは、病院の相談支援室のソーシャルワーカーや、加入している公的医療保険（健康保険組合、協会けんぽ、市町村国保、共済組合など）の窓口に問い合わせてください。

マイナ保険証が利用できるのは、オンライン資格確認システムを導入している医療機関・薬局です。対応している医療機関などは厚生労働省のウェブサイトで調べることができます。

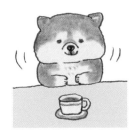

第7章 ▶ お金のこと

151

高額療養費の上限額（70歳未満）※

※健康保険組合の場合

所得の目安	1カ月の上限額（世帯ごと）	多数回該当
年収：約1,160万円～ （標準月額83万円以上）	252,600円＋ （医療費－842,000円）× 1%	140,100円
年収：約770万円～ 　　　約1,160万円 （標準月額53万円～79万円）	167,400円＋ （医療費－558,000円）× 1%	93,000円
年収：約370万円～ 　　　約770万円 （標準月額28万円～50万円）	80,100円＋ （医療費－267,000円）× 1%	44,400円
年収：～約370万円 （標準月額26万円以下）	57,600円	44,400円
住民税非課税者	35,400円	24,600円

＊1つの医療機関等での自己負担（院外処方代を含む）では上限額を超えないときでも、同じ月の別の医療機関等での自己負担（69歳以下の場合は21,000円以上であることが必要）を合算することができます。この合算額が上限額を超えれば、高額療養費の支給対象となります。

＊標準報酬月額とは社会保険料を算出するための仕組みで、毎年7月に、4～6月の3カ月間に支払われた報酬の平均額（報酬月額）を標準報酬月額等級表に当てはめて算出します。なお報酬月額には、基本給だけでなく、役付手当、通勤手当、残業手当などの諸手当も含まれます。

● 自己負担限度額の例

［年収が 400 万円の A さんの場合］

医療費が 100 万円かかった場合、3 割負担なので 30 万円の自己負担額となります。このときに、高額療養費制度を使うと次のように計算されます。

80,100 円＋（100 万円－ 267,000 円）× 1％＝ 87,430 円

＊この 87,430 円が、実際の自己負担額となります。

高額療養費については、自己負担額の 30 万円から上限額を差し引いた金額が、高額療養費として支給されます。

30 万円－ 87,430 円＝ 212,570 円

＊この 212,570 円が、高額療養費として支給されます。

● 世帯合算

1 回分の負担額が上限額を超えない場合は、複数の受診分や同一の医療保険に加入している家族単位で合算することができます（ただし、自己負担が 21,000 円以上のものだけが合算の対象）。たとえば、同一保険の加入者（被保険者とその被扶養者など）であれば、住所が異なっていても合算することができます。しかし、同じ住所でも別々の保険に加入している場合は合算することはできません。

前述の A さんが 100 万円の医療費で、被扶養者 B さんが 10 万円の医療費がかかった場合は次のようになります。

〈世帯合算をしない場合〉

A：80,100 円＋（100 万円 − 267,000 円）× 1% = 87,430 円

B：10 万円の 3 割負担 = 30,000 円
＊高額療養費の限度額を超えないため該当しません。

87,430 円＋ 30,000 円 = 117,430 円
＊これが実際の自己負担額になります。

〈世帯合算をした場合〉

80,100 円＋（100 万円＋ 10 万円 − 267,000 円）× 1% = 88,430 円
＊これが実際の自己負担額になります。

● 多数回該当

　過去 12 カ月の間に、3 回（3 カ月）以上（この 3 回は連続している必要はありません）、医療費が自己負担の上限額を超えて高額療養費の支給を受けた場合、4 回目以降のひと月の上限額がさらに引き下げられます。

医療費控除

　生計を共にする家族の医療費が、1 月〜 12 月の 1 年間で 10 万円を超えた場合、確定申告をすることで所得税や住民税の控除が受けられます。

　対象は、診療費、治療費、入院費、通院のための交通費、入院の際の部屋代や食事代、薬代、歯の治療費、ドラッグストアで購入した治療薬などです。

窓口 管轄の税務署

傷病手当金

　会社員や公務員などの公的医療保険の被保険者が、病気やケガのために会社を休まなければならなくなり、給料の支払いがなくなった場合に受け

取れる手当金です。支給されるには、下記の条件を満たす必要があります。

❶業務外の理由による病気やケガでの療養
　業務上や通勤途中の理由の場合、労災保険の給付対象となります。
❷仕事につくことができない
❸連続する3日間を含む4日以上仕事を休む

| 1 休み | 2 出勤 | 3 休み | 4 休み | 5 出勤 | 6 出勤 | 7 休み | 8 休み | 9 出勤 | 10 休み |

休みが4日以上あっても、連続する3日間がないため支給されない

| 1 休み | 2 休み | 3 休み | 4 出勤 | 5 休み | 6 休み | 7 休み | 8 休み | 9 休み | 10 休み |

1〜3の連続した最初の3日は待機期間となり、5から支給される

| 1 休み | 2 休み | 3 出勤 | 4 休み | 5 休み | 6 休み | 7 休み | 8 休み | 9 休み | 10 休み |

連続する3日間の休みは4〜6なので、7からの支給となる

❹休業中の給与の支払いがないこと
　給与の支払いがあっても、傷病手当金より少ない場合は差額が支
給されますが、多い場合は支給されません。

窓口 加入している公的医療保険の担当窓口
＊国民健康保険には、傷病手当金制度はありません。

障害年金

　病気やケガなどが原因で、仕事ができなくなったり、日常生活に支障が
出るような場合に受け取れる年金です。現役世代の方も受け取れます。た
だし、保険料納付期間を一定期間を納めているなどの条件を満たす必要が
あります。障害基礎年金、障害厚生年金、障害共済年金などがあります。
　窓口 年金事務所、街角の年金相談センター、日本年金機構の「ねんき
　　　んダイヤル」

身体障害者手帳

　身体に一定以上の障害があって自立が困難な人や日常生活に支援が必要な人に交付される手帳です。等級によって、受けられる支援やサービスが異なります。

　窓口 居住地の市区町村の担当窓口

生活保護制度

　病気やケガが原因で働くことができなくなったり、高齢や障害などのために経済的に困ったりした場合に、最低限度の生活を保障するための制度です。所得や資産の合計が、国が定める生活保護の基準を下回っていることが条件です。生活費にも困り、入院費や医療費の支払いが困難な人が対象です。

　窓口 居住地の市区町村の担当窓口（福祉事務所）

ひとり親家庭等医療費助成制度

　公的医療保険の医療費自己負担分から一部負担金が助成されます。

　対象者は、ひとりで子育てをしている母または父、養育者などです。所得が限度額以上の人や、生活保護を受けている、施設等に入所しているなどは対象外となります。

　窓口 各市区町村の担当窓口

小児慢性特定疾病医療費助成制度

　慢性疾患の子どもの医療費の自己負担を公費で負担する制度で、AYA世代のうち18歳未満に発症したがん患者さんの保険診療の自己負担分を軽減します。がんとしての申請になりますが、頭蓋内及び脊柱管内から発生した腫瘍の場合、脳腫瘍であることを確認できれば対象になります。

　自己負担限度額（月額）は生計中心者の所得に応じて定められ、それを超えた額が免除されます。

　医療費助成の対象は、都道府県知事または指定都市・中核市の市長が指定した「指定医療機関」で受診した医療費です。原則、指定医療機関以外で受診した場合は、この制度の対象となりません。

　18歳未満の児童が対象ですが、18歳以降も引き続き治療が必要と認められる場合は、20歳未満まで対象となります。

　窓口 都道府県または指定都市、中核市の窓口（保健福祉担当課や保健所など）

乳幼児医療費助成制度、子ども医療費助成制度

　子どもの医療費の一部、または全額を自治体が負担する制度です。市区町村によって助成内容や基準が異なります。

　窓口 市区町村の担当窓口

特別児童扶養手当

　精神または身体に一定程度の障害があって、在宅で生活している20歳未満の児童を養育している両親などに支給される手当です。小児がんや治療が原因の場合も、受給対象となることがあります。

　窓口 居住地の市区町村の窓口

自立支援医療制度（育成医療）

　身体に障害のある児童に対して、その障害を軽減するための医療を受ける際の医療費（自己負担額）を軽減する制度です。18歳未満で、手術などの治療で確実に効果が期待できる人が対象です。小児がんやその治療が原因の場合も対象となることがあります。

窓口 居住地の市区町村の窓口

教育費の支援制度

　奨学金制度や授業料減免制度について、学校の学生支援課などの窓口で確認してみましょう。

医療用ウィッグの助成制度

　医療用ウィッグの助成制度や、医療用ウィッグとともに頭皮を保護するために購入したウィッグネット（頭皮保護用ネット）を助成金の対象とする自治体が増えてきました。申請は1度のみの場合も多いため、ウィッグと合わせて申請が可能か各自治体にご確認ください。

窓口 居住地の市区町村の窓口

フリーランスでのがん罹患は想像以上にきつかったけれど……

（30代男性　前立腺がん）

　会社や組織に属するのは性に合わず、ずっとフリーランスで仕事を続けてきました。フリーランスでの働き方は、時間も場所も自由に選べ、働いたぶんはそのまま収入にもつながるので、やりがいも感じていました。いざというときに会社に守ってもらえないのは、わかっていましたが、「まぁ、独身だし、自分ひとりならなんとかなるだろう」と病気になったときのことを考えもしませんでした。

　でも、がんの診断を受け治療が始まると、仕事をする時間が削られ、収入も減ってしまいました。さすがに不安になってきたとき、同じフリーランスの友人たちが、公的な経済支援制度のことなど教えてくれたり、自分でも公的医療保険のことなどを調べるようになりました。そして、病気になってみて、はじめて公的医療保険サービスを受けられることのありがたさをしみじみ感じました。

　幸い、順調に体力も回復し、今では罹患前より仕事の量が増えています。病気を経験したことで、仕事に対するこだわりが消えたというか、「いつ何が起きても悔いのないように、なんでもやっておこう」という気持ちになったのは、自分でも不思議な変化でした。

第7章

お金のこと

- イラスト　　　　 Chemon.h
- 図解作成　　　　 あしか舎
- 執筆協力　　　　 チーム Libro
- 編集協力・DTP　 オフィスミィ

AYA 世代がん患者の
生活を支える 37 のヒント
若いがん患者と家族が困ったときに役立つお守り本

令和 6 年 7 月 23 日　第 1 版発行

監　修　者　　一般社団法人 AYA がんの医療と支援のあり方研究会
発　行　者　　東島　俊一
発　行　所　　株式会社 法 研

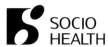

　〒 104-8104　東京都中央区銀座 1-10-1
　http://www.sociohealth.co.jp

印刷・製本　　文唱堂印刷株式会社

SOCIO HEALTH

小社は(株)法研を核に「SOCIO HEALTH GROUP」を構成し、相互のネットワークにより、"社会保障及び健康に関する情報の社会的価値創造。を事業領域としています。その一環としての小社の出版事業にご注目ください。